Acupuntura
multidisciplinar

INSTITUTO PHORTE EDUCAÇÃO
PHORTE EDITORA

Diretor-Presidente
Fabio Mazzonetto

Diretora-Executiva
Vânia M. V. Mazzonetto

Editor-Executivo
Tulio Loyelo

Acupuntura
multidisciplinar

Suzete Coló Rossetto (Org.)

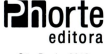

São Paulo, 2012

Acupuntura multidisciplinar
Copyright © 2012 by Phorte Editora

Rua Treze de Maio, 596
Bela Vista – São Paulo – SP
CEP: 01327-000
Tel/fax: (11) 3141-1033
Site: www.phorte.com.br
E-mail: phorte@phorte.com

Nenhuma parte deste livro pode ser reproduzida ou transmitida de qualquer forma sem autorização prévia por escrito da Phorte Editora Ltda.

CIP-BRASIL. CATALOGAÇÃO-NA-FONTE
SINDICATO NACIONAL DOS EDITORES DE LIVROS, RJ

A171

Acupuntura multidisciplinar / Suzete Coló Rossetto (org.). - São Paulo : Phorte, 2012.
 352p. : il.

 Inclui bibliografia
 ISBN 978-85-7655-356-4

 1. Acupuntura. 2. Pontos de acupuntura. 3. Medicina chinesa. I. Rosseto, Suzete Coló.

12-1330.   CDD: 615.892
                  CDU: 615.814.1

08.03.12 13.03.12   033658

Impresso no Brasil
Printed in Brazil

Este livro foi avaliado e aprovado pelo Conselho Editorial da Phorte Editora.
(www.phorte.com.br/conselhoeditorial)

Organizadora e autora

Suzete Coló Rossetto

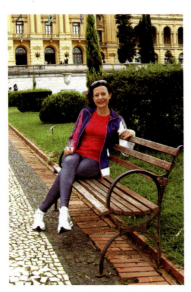

Graduada em Educação Física pela Escola Superior de Educação Física de São Caetano do Sul, especialista em Fisiologia do Exercício pela Faculdade de Medicina da Universidade de São Paulo (USP), em Acupuntura pelo Conselho Brasileiro de Autorregulamentação em Acupuntura (COMBRAC) e pela Sociedade Brasileira de Estudos de Medicina Oriental, em Acupuntura Constitucional e em Acupuntura Avançada e Medicina Tradicional chinesa pelo Centro de Estudos de Acupuntura e Terapias Alternativas (CEATA), e em Massagem e Sensibilidade, *Do-In*, *Shiatsu*, Massagem Oriental, Massagem Sueca. Aperfeiçoamento em Inglês pela Universidade São Marcos e em Atividade Física Para a Prevenção e Reabilitação Cardíaca pela USP.

Atualmente, é professora do CEATA e do Centro Científico e Cultural Brasileiro de Fisioterapia (CBF), professora e coordenadora do Curso em *Lato Sensu* das Faculdades Metropolitanas Unidas (FMU), professora na Extensão Universitária na Universidade Gama Filho, professora de Atividade Física Para a Terceira Idade e responsável de ambulatório em Acupuntura do Círculo Social São Camilo Ipiranga, coordenadora e professora da pós-graduação em Acupuntura da Universidade Gama Filho (UGF), presidente da Associação dos Educadores Físicos Acupunturistas do Estado de São Paulo (AEFA-ESP), avaliadora de trabalhos científicos do Congresso Médico Estudantil de Presidente Prudente (COMEPP), promovido pela Faculdade de Medicina de Presidente Prudente (FAMEPP) e organizado pelo Departamento (DCA). Faz atendimentos de Acupuntura, Massagem e Exercícios Terapêuticos em clínica particular, e é autora do livro *Acupuntura nos Esportes*, publicado pela Phorte Editora.

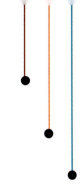

Autores

Camila da Silva Gonçalo

Graduada em Odontologia pela Faculdade de Odontologia de Araras (UNIARARAS) (1998), especialista em Odontologia em Saúde Pública pela Universidade de Ribeirão Preto (UNAERP) (2002), mestre em Saúde Coletiva pela Universidade Estadual de Campinas (Unicamp) (2010), doutoranda em Saúde Coletiva pela Faculdade de Ciências Médicas da Unicamp (2010-2012). Tem experiência na área de Odontologia com ênfase em Acupuntura, tendo experiência clínica internacional no uso da auriculoterapia na área de dor crônica não complicada.

Cleide Monteiro Breve

Enfermeira graduada pela Universidade Federal de São Paulo (Unifesp), habilitada em Saúde Pública e especialista em Enfermagem do Trabalho pela Unifesp.

Fez o Curso de Acupuntura na Escola de Medicina Oriental de São Paulo no ano 2000 e, desde então, tem participado de Congressos e cursos relacionados à Acupuntura e Medicina Tradicional Chinesa.

Participou de trabalho voluntário com Acupuntura até dezembro de 2011 no Centro Social São Camilo, no atendimento a pessoas da terceira idade desde 2002, e atende em consultório particular.

Itamar Ferreira dos Santos

Graduado em Fisioterapeuta pela Universidade Bandeirante de São Paulo (UNIBAN), graduado em Educação Física pela Pontifícia Universidade Católica (PUC-Campinas), pós-graduado em Acupuntura pelo Centro de Estudos de Acupuntura e Terapias Alternativas (CEATA).

Atualmente, é professor dos cursos técnico e de pós-graduação do CEATA, do curso de pós-graduação do Centro Científico e Cultural Brasileiro de Fisioterapia (CBF), do curso de pós-graduação da Faculdades Metropolitanas Unidas (FMU), do curso de pós-graduação da Faculdades Integradas de Santo André (FEFISA). É supervisor técnico de Fisioterapia e Reabilitação do Município de Santana da Parnaíba-SP; desenvolveu projeto de implantação da Acupuntura Sistêmica e Auriculoterapia no SUS por profissional não médico, na Secretaria Municipal de Saúde de Santana de Parnaíba; atende em consultório particular. É professor do curso de pós-graduação em Acupuntura da Universidade Gama Filho (UGF).

Paulo Seiji Kurihara

Graduado em Psicologia pelas Faculdades Metropolitanas Unidas (FMU). Formação profissional em Acupuntura Energética e Acupuntura Avançado e Constitucional pelo Centro de Estudos de Acupuntura e Terapias Alternativas (CEATA), especialista em Acupuntura pelo Conselho Brasileiro de Autorregulamentação em Acupuntura (CONBRAC), em Acupuntura pela Sociedade Brasileira de Psicologia e Acupuntura (SOBRAPA); é sócio-fundador da Sociedade Brasileira de Psicologia e Acupuntura; Coordenador geral dos cursos, eventos e professor do CEATA; efetua atendimento em consultório próprio.

Reginaldo Ceolin do Nascimento

Formado em Fisioterapia (2000) pela Universidade Bandeirante de São Paulo (Uniban) e em Educação Física (1992) pela Escola de Educação Física da Universidade de São Paulo (USP), realizou aprimoramento em Reabilitação Cardiológica Primária e Secundária pelo Instituto do Coração (InCor) da Faculdade de Medicina da USP em 1993, especializado em Acupuntura e Terapias Afins pelo Centro de Estudos de Acupuntura e Terapias Alternativas (CEATA) em 2003. Atualmente, presta serviço por meio da Serviço de Prevenção e Reabilitação Física (SABES) no setor de Reabilitação Cardíaca, Pulmonar e Metabólica do Hospital do Coração (HCor) e realiza atendimentos domiciliares nas áreas de Massoterapia, Acupuntura, Fisioterapia neurológica e ortopédica e treinamento personalizado.

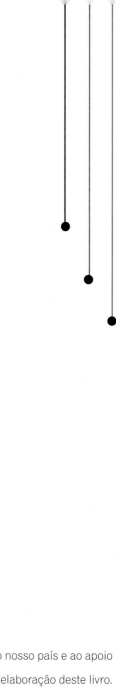

Dedico este livro a todos os praticantes da Acupuntura no nosso país e ao apoio de todos os colegas de profissão que participaram na elaboração deste livro.

Agradecimentos

Agradeço aos mestres que me introduziram a esse mundo tão complexo, mas tão simples; tão perfeito, mas tão imperfeito; tão obscuro, mas tão claro. Enfim, agradeço a oportunidade de conhecer e vivenciar o movimento do *Yin* e do *Yang*.

Agradeço, em especial, ao querido mestre e amigo Dr. Wu Tou Kwang, por estar sempre ao nosso lado, nos apoiando, dividindo seus conhecimentos, sanando nossas dúvidas, abrindo caminhos, especialmente em nossa luta pela Acupuntura.

Agradeço e sempre agradecerei por ter uma família que vibra, apoia e participa em todos os momentos de minha vida, em especial à minha querida filha, Nara, e amado marido, Eduardo.

Agradeço aos coautores, profissionais e amigos que contribuíram direta ou indiretamente na confecção deste livro, tornando-o possível.

Sumário

Introdução	17
1 Definindo a Acupuntura	19
1.1 O Exercício da Acupuntura no Brasil	21
1.2 Acupuntura e a relação com as profissões da área da saúde	22
2 Educação Física e Acupuntura	27
2.1 Definindo a Educação Física	29
2.2 Acupuntura como mais uma ferramenta da Educação Física	30
2.3 Fundamentação da Acupuntura	31
2.4 Teorias de Base da Medicina Chinesa	33
2.5 *Zang Fu* – Sistema Energético do Funcionamento de Órgãos e Vísceras	36
2.6 Efeitos Fisiológicos do Exercício no Ocidente	41
2.7 Processo de recuperação após exercício	56
2.8 Utilização dos Pontos	59
3 A Acupuntura e a Enfermagem	61
3.1 Áreas de Atuação da Enfermeira Acupunturista	67

4 A Acupuntura na prática fisioterapêutica — 87
4.1 Características dos agentes patógenos exógenos — 93
4.2 Patologias comuns e tratamentos possíveis — 96

5 Acupuntura na Odontologia — 123
5.1 Meridianos e Acupontos utilizados na Odontologia — 127
5.2 Auriculoterapia — 130
5.3 Observações clínicas e contribuição da Acupuntura para a Odontologia — 132
5.4 Limitações atribuídas à aplicação da Acupuntura — 138

6 Acupuntura e Psicologia — 141
6.1 Amnésia — 145
6.2 Ansiedade — 146
6.3 Cefaleias — 146
6.4 Cervicobraquialgias — 149
6.5 Constipação — 150
6.6 Depressão — 151
6.7 Diarreia — 153
6.8 Fadiga / Estresse — 155
6.9 Gastralgia — 156
6.10 Hipertireoidismo — 158
6.11 Insônia — 159
6.12 Lombalgias — 161
6.13 Distúrbios mentais depressivos e maníacos — 161
6.14 Neuralgia do trigêmeo — 163
6.15 Tontura e vertigem — 164
6.16 Pontos localizados no ramo externo do meridiano da bexiga para tratamento de alguns sintomas de distúrbios emocionais — 165

7 Acupuntura e Reabilitação Cardíaca — 169
7.1 Patologias: visões orientais e ocidentais — 173

7.2 Farmacologia aplicada à cardiopatia: alopatia e fitoterapia — 196
7.3 Fitoterápicos — 199

8 A Acupuntura e o Envelhecimento — 205

8.1 Dados demográficos e constatações do envelhecimento mundial — 207
8.2 O que é envelhecer — 208
8.3 Preceitos de um bom envelhecimento — 210
8.4 Envelhecimento segundo a Medicina Tradicional Chinesa — 211
8.5 As fases do envelhecimento fisiológico do homem e da mulher segundo a MTC — 214
8.6 Relação dos cinco elementos da natureza com o decréscimo físico natural do envelhecimento humano — 216
8.7 Desequilíbrios de que indivíduos idosos são acometidos — 217
8.8 Dicas da Medicina Oriental para manter o vigor, a mente tranquila e preservar a capacidade funcional durante a fase do envelhecimento ou na fase da velhice — 218

9 A Acupuntura no Processo de Ensino-Aprendizagem — 227

9.1 Introdução — 229
9.2 Visão pedagógica da aprendizagem — 230
9.3 A pesquisa — 241
9.4 Proposta de tratamento para verificação da influência da Auriculoterapia na aprendizagem da escrita — 243
9.5 Resultados da pesquisa — 256

10 Os meridianos chineses e seus maravilhosos pontos — 261

10.1 Canais de Energia Principais — 264
10.2 Pontos de Acupuntura — 266
10.3 Fotos ilustrativas dos pontos de Acupuntura e numerados ao longo do livro — 282

Referências — 339

Introdução

A Medicina Tradicional Chinesa tem como um de seus meios a Acupuntura. Ela visualiza e atua no equilíbrio do indivíduo de maneira totalitária.

A Acupuntura Multidisciplinar é uma maneira pela qual a Acupuntura foi encaminhada no Brasil.

Com a chegada do século XXI, pode-se afirmar que esta é uma técnica existente há mais ou menos seis mil anos e de modo bem eficiente, já que é praticada até a atualidade.

No Brasil, a Acupuntura tornou-se mais conhecida com a entrada dos imigrantes orientais, que começaram a utilizá-la cotidianamente. No ano de 1958, ela começou a ser ensinada para profissionais da área da saúde por um ocidental que foi à China para estudar Medicina Tradicional Chinesa.

Neste livro, demonstra-se como é possível fazer um elo desse tradicional método de tratamento com algumas profissões que a utilizam como um de seus meios de trabalho ou especialidade, além de esclarecer como pode colaborar para a prática profissional da saúde de maneira mais completa e eficiente.

Ressalta-se que quem pratica a Medicina Tradicional Chinesa não separa em partes o homem, dividindo-o em somente a mente, somente os músculos, somente as dores etc. Assim como também não separara o homem do movimento da natureza em seu raciocínio de avaliação energética. Portanto, essa avaliação energética é utilizada por todas as profissões da área da saúde ou técnicos em Acupuntura, que utilizam e seguem os preceitos da Medicina Tradicional Chinesa. Adaptou-se tal pensamento aos conceitos de algumas profissões para enriquecer e potencializar os resultados no campo de trabalho.

No primeiro capítulo, será relatado como a Acupuntura entrou neste país e quando as muitas especialidades da área da saúde a incorporaram em seu campo de atuação.

Nos outros capítulos, apresenta-se maneiras e raciocínios de como incorporar essa técnica milenar em algumas profissões e campos de atuação na área da saúde brasileira.

No final deste livro, encontram-se figuras dos trajetos dos grandes meridianos (12 meridianos principais), dos meridianos maravilhosos (Vaso Concepção e Vaso Governador), alguns pontos extras e fotografias que ilustram os pontos sugeridos no decorrer dos capítulos.

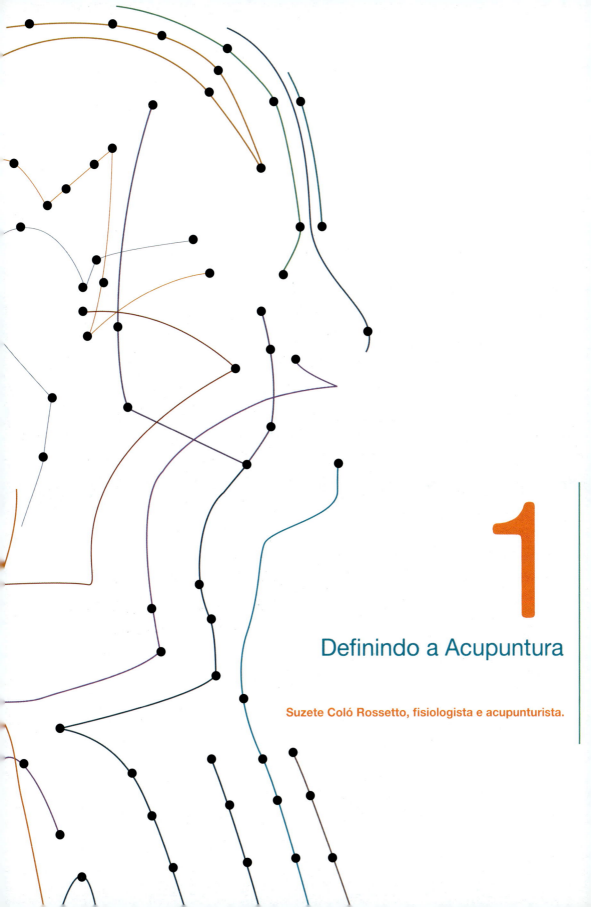

1
Definindo a Acupuntura

Suzete Coló Rossetto, fisiologista e acupunturista.

A criação da Acupuntura é atribuída à China, mas outros países do Oriente, como o Japão, a Coreia e o Vietnã, também a possuem como um de seus meios terapêuticos.

Existem registros da prática da Acupuntura na China há mais ou menos seis mil anos. O livro mais antigo que se conhece a respeito da Acupuntura é o Tratado Interno do Imperador Amarelo de Nei Jing, datado de 500-300 a.C.

A Acupuntura é um dos métodos de atuação da Medicina Tradicional Chinesa, que consiste na introdução de agulhas finas e metálicas em pontos precisos do corpo, que promoverão uma boa circulação energética e que refletirão no bom funcionamento orgânico.

1.1 O exercício da Acupuntura no Brasil

A Acupuntura é considerada multidisciplinar em território brasileiro. A maioria das profissões da área da saúde a tem como uma de suas ferramentas de trabalho e outras a incluem como especialidade.

1.2 Acupuntura e a relação com as profissões da área da saúde

Para contar como as profissões da área da saúde incorporaram a Acupuntura em seu campo de atuação, apresenta-se como a Acupuntura se desenvolveu no Brasil.

Quando se fala da história da Acupuntura, esta se mistura com a história da chegada dos povos orientais, que trouxeram em sua bagagem, a prática da Acupuntura (apesar de que, quando Pedro Álvares Cabral chegou ao Brasil, já existiam relatos de que índios que aqui habitavam já praticavam Acupuntura de maneira bem rudimentar, talvez utilizando-se de inserção de espinhos no corpo, ou estímulos com lascas de pedras, mas de forma semelhante e com os mesmos princípios que a Medicina Tradicional Chinesa hoje faz com agulhas).

Em 1812, D. João VI autorizou a entrada de imigrantes chineses e, em 1895, foi firmado o Tratado de Amizade de navegação entre o Brasil e o Japão, trazendo, em 1908, os primeiros japoneses para o Brasil. Esses orientais é que começaram a introduzir a Acupuntura na cultura brasileira.

Em 1930, o diplomata e autor Soulié de Morant começou a divulgar a Acupuntura e isso tornou-se de grande importância, pois as dificuldades de compreensão perante o entendimento das bases da Medicina Tradicional Chinesa puderam diminuir com a publicação de seu livro em linguagem ocidental, tornando mais acessível o aprendizado da Acupuntura.

Em 1958, o professor Federico Spaeth, após estudar Acupuntura na Alemanha por três anos, começou a ensinar Acupuntura para profissionais da área da saúde no Brasil.

A partir dessa data, muitas associações e institutos foram fundados e começaram a funcionar ministrando cursos relacionados à Medicina Tradicional Chinesa, como a Massagem Oriental (*Do-In*, *Shiatsu*, *Tui Ná*), Técnicas Corporais (*Chi Kong*, *Tai Chi*, entre outras), Moxaterapia, Auriculoterapia e a própria Acupuntura.

Mas, em 1972, houve um marco muito importante na divulgação da Acupuntura no Ocidente, pois o jornal *The New York Times* publicou um artigo sobre o efeito da Acupuntura em dores pós-operatórias. Uma tenista americana, que estava na China em uma competição de tênis de mesa e precisou submeter-se a uma cirurgia em caráter de urgência, foi tratada pela Medicina Tradicional Chinesa. Mediante tal acontecimento, em 1975, a Acupuntura foi regulamentada em Nova York e na Califórnia de maneira multiprofissional, e trouxe o fortalecimento da técnica também para o Brasil.

Em 1977, obteve-se, do Ministério do Trabalho, um código de atuação.

Em 1980, houve o primeiro lançamento de um livro no Brasil, escrito pelo dentista Attilio Marins, e também a abertura de uma escola técnica de Acupuntura, a Escola Oriental de Massagem, que funciona até os dias de hoje.

Em 1981, foi aberta uma escola de grande importância para a Acupuntura e técnicas alternativas, o CEATA (Centro de Estudos de Acupuntura e Terapias Alternativas). Sua importância é ligada tanto na formação de profissionais da área da saúde, como também na divulgação e luta para a legalização da Acupuntura. Essa escola funciona até a atualidade, com várias unidades espalhadas pelo Brasil.

Nesse mesmo ano, também ocorreu o reconhecimento de um curso técnico em Acupuntura pelo MEC (Ministério da Educação).

O Conselho Federal de Fisioterapia e Terapia Ocupacional, em 1985, foi o primeiro conselho a habilitar os fisioterapeutas e terapeutas ocupacionais para a prática de Acupuntura e, a partir dessa data, outros conselhos fizeram o mesmo.

Em 1986, o Conselho Federal de Biomedicina reconhece a Acupuntura como umas de suas especialidades.

Em 1995, o Conselho Federal de Medicina reconhece a Acupuntura como uma de suas especialidades, e o Conselho Federal de Biomedicina reafirma a resolução de 1986, publicando normatização da prática da Acupuntura.

Em 1996, o Conselho Estadual de Educação do Rio de Janeiro reconhece Cursos Técnicos de Acupuntura e de *Shiatsu* e também é criado um código de

CCM (Cadastro de Contribuintes Mobiliários) na Prefeitura de São Paulo, para que os profisionais da Acupuntura possam recolher ISS (Imposto Sobre Serviço).

Em 1997, foi criado em São Paulo, por meio de Lei Municipal, o Dia do Acupunturista, comemorado anualmente na Câmara dos Vereadores da Cidade de São Paulo, e também o Conselho Nacional de Saúde (CNS) publica a Resolução n. 218, de 06 de março de 1997, que declara as profissões que são consideradas da saúde: "Assistentes Sociais, Biólogos, Profissionais de Educação Física, Biomédicos, Enfermeiros, Farmacêuticos, Fisioterapeutas, Fonoaudiólogos, Médicos, Médicos Veterinários, Nutricionistas, Odontólogos, Psicólogos e Terapeutas Ocupacionais". Também, nesse ano, o Conselho Federal de Enfermagem reconhece como especialidade ao enfermeiro as Terapias Alternativas, incluindo a Acupuntura como uma das Terapias Alternativas.

Em 1999, por sugestão do presidente da Vigilância Sanitária e do Ministro da Saúde, José Serra, algumas entidades criaram o Conselho Brasileiro de Acupuntura (CONBRAC), que aplica prova para que acupunturistas recém-formados obtenham o título e o registro no Conselho.

Em 2000, o Conselho Federal de Farmácia reconhece o exercício profissional da Acupuntura como especialidade farmacêutica, e o Conselho Federal de Fisioterapia e Terapia Ocupacional passou também a considerar a Acupuntura como especialidade. Nesse mesmo ano, também foi realizado o primeiro Concurso Nacional para obtenção de títulos de Especialista em Acupuntura Tradicional pelo CONBRAC.

Em 2001, foi criada, no dia 6 de abril, a Associação dos Educadores Físicos e Acupunturistas do Estado de São Paulo (AEFAESP), tendo como presidente a professora Suzete Coló Rossetto e vice-presidente o professor Julio Cesar Callado, com o intuito de unir os profissionais de Educação Física que exercem a Acupuntura a buscar o reconhecimento do Conselho Federal de Educação Física. Nesse mesmo ano, o Conselho Federal de Fonoaudiologia reconheceu a Acupuntura como prática profissional do fonoaudiólogo.

Em 2002, o Conselho Federal de Psicologia habilita o psicólogo da prática de Acupuntura. Também acontece, nesse ano, a primeira formatura da turma de Acupuntura pela Universidade Estácio de Sá e, a partir dessa data, começaram a aparecer cursos de *lato sensu* em Acupuntura para universitários formados na área da Saúde em vários estados e cidades. Neste ano, também, houve a divulgação no Ministério do Trabalho do novo código Brasileiro de Ocupações, substituindo o de 1994, para a profissão de Acupunturista. O código dessa ocupação é o número 3221-05. Também foi criada uma portaria da Vigilância Sanitária reconhecendo os Serviços de Acupuntura para profissionais da área da saúde de nível superior, legalmente habilitado com especialização em Acupuntura.

Em 2003, o Conselho Federal de Educação Física reconhece a utilização da técnica de Acupuntura como recurso científico complementar e no desenvolvimento da intervenção do Profissional de Educação Física.

Em abril de 2005, iniciou-se a primeira turma de *lato sensu* em Acupuntura da FMU (Faculdades Metropolitanas Unidas), voltado para profissionais graduados na área da saúde, o qual permanece ativo até os dias atuais.

Em 2006, foi criada a portaria 971 do SUS (Sistema Único de Saúde), que incorpora a Medicina Tradicional Chinesa-Acupuntura em caráter multiprofissional.

Em novembro de 2008, o Conselho Federal de Odontologia regulamentou o uso da Acupuntura pelo cirurgião dentista.

Em fevereiro de 2008, foi publicada, em Diário Oficial, a Resolução n. 326, que autoriza o enfermeiro a utilizar autonomamente a Acupuntura após a comprovação de sua formação técnica específica, perante o COFEN (Conselho Federal de Enfermagem).

O objetivo deste resumo histórico apresentado é demonstrar que a prática da Acupuntura está vinculada a várias profissões da área da saúde. Nos próximos capítulos, será apresentado o elo da Acupuntura com algumas dessas profissões da área da saúde.

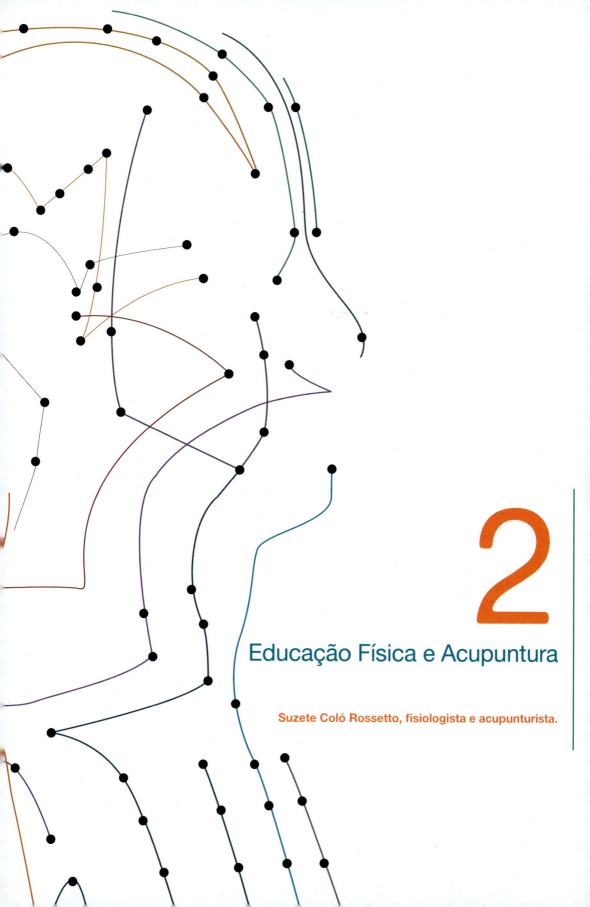

2
Educação Física e Acupuntura

Suzete Coló Rossetto, fisiologista e acupunturista.

2.1 Definindo a Educação Física

A Educação Física tem um campo de atuação amplo.

É definida como um conjunto de atividades físicas, aplicadas com técnicas metodológicas e objetivas; é uma ação planejada e estruturada que se integra ao processo de educação global, visando ao desenvolvimento do aparelho locomotor, desempenho normal das funções vitais por meio do estímulo de todos os sistemas relacionados a essas funções e a promoção de melhor relacionamento social.

Segundo o CONFEF (Conselho Federal de Educação Física), o profissional de Educação Física é especialista em atividades físicas em suas diversas manifestações, como a ginástica, exercícios físicos, desportos, jogos, lutas, capoeira, artes marciais, danças, atividades rítmicas, expressivas e acrobáticas, musculação, lazer, recreação, reabilitação, ergonomia, relaxamento corporal, ioga, exercícios compensatórios à atividade laboral e do cotidiano e outras práticas corporais, sendo da sua competência prestar serviços que favoreçam o desenvolvimento da educação e da saúde, contribuindo para a capacitação e/ou restabelecimento de níveis adequados de desempenho e condicionamento fisiocorporal dos seus beneficiários, visando à consecução do bem-estar e da qualidade de vida, da consciência, da expressão e estética do movimento, da prevenção de doenças, de acidentes, de problemas posturais, da compensação de distúrbios funcionais, contribuindo ainda, para consecução da autonomia, da autoestima, da cooperação, da solidariedade, da integração, da cidadania, das relações sociais e da preservação do meio ambiente, observados os preceitos de responsabilidade, segurança, qualidade técnica e ética no atendimento individual e coletivo.

Todo movimento corporal voluntário produzido pelo músculo esquelético que o homem pratique, promovendo um gasto calórico, é considerado uma "Atividade Física". O movimento é uma ação natural do ser humano e que tem características biológicas, sociológicas e culturais. O profissional de Educação Física utiliza essas ferramentas para promover a proteção e reabilitação da saúde, da formação cultural e da reeducação motora, do rendimento físico e esportivo, do lazer e da gestão de empreendimentos relacionados às atividades físicas, recreativas e esportivas.

Vale a pena lembrar que a Educação Física nasceu da necessidade de preparar e educar os corpos para a produção nas fábricas, para a apropriação e disseminação de hábitos higiênicos e de comportamentos saudáveis, para melhorar condições sanitárias na sociedade urbana e industrial.

2.2 Acupuntura como mais uma ferramenta da Educação Física

O profissional de Educação Física é considerado um profissional da área da saúde desde 1997, por meio da Resolução n. 218 do Conselho Nacional de Saúde (CNS), homologada em 06 de março daquele ano.

O CNS, em 1993, recomendou o uso democrático da Acupuntura pelos profissionais da área da Saúde no Brasil com formação específica, e, também, a Justiça Federal reconhece a Acupuntura como atividade profissional vinculada à Saúde Pública. O CONFEF, em 21 de janeiro de 2004, publicou a Resolução n. 069/2003, reconhecendo a possibilidade de utilização da Acupuntura como recurso científico complementar, no desenvolvimento da intervenção do profissional de Educação Física.

Sendo assim, os profissionais da Educação Física podem utilizar essa técnica milenar no seu cotidiano para colaborar no melhor desempenho de atletas, melhorar a *performance* física, fortalecer o organismo para prevenir possíveis desequilíbrios músculoarticulares, colaborar no desempenho físico e emocional em competições e no cotidiano, protegendo a saúde em todas as fases da vida do atleta e do praticante de esporte.

2.3 Fundamentação da Acupuntura

A Acupuntura é um dos meios de utilização da Medicina Tradicional Chinesa (MTC). Mediante observação da Natureza e do Universo, os chineses notaram que os fenômenos seguem ritmos, ciclos e leis imutáveis ao longo dos anos e, assim, desenvolveram um conceito peculiar de analisar e equilibrar o funcionamento do Universo e tudo o que ele contém. Quando eles se referem à Natureza, o homem está incluso e interage em todos os movimentos que ela causa.

Segundo a literatura, a Acupuntura é praticada com bases teóricas publicadas desde 500 anos antes de Cristo, fazendo a constituição da base filosófica chinesa. Desta maneira, a sua fundamentação é baseada na energia *Qi* representada pelo *Tao*, *Yin-Yang*, pelo ciclo dos cinco elementos – "Madeira, Fogo, Terra, Metal e Água". E sua manifestação principal encontra-se nos Canais de Energia, mais conhecidos como Meridianos Chineses (vide capítulo 10).

Por meio do movimento desses elementos, fundamentam-se as mudanças climáticas, emoções, funcionamento de nossos "Órgãos e Vísceras" nomeados pelos chineses de "*Zang e Fu*", respectivamente.

Eles não separam o homem da natureza, e provam, por meio de seus conceitos, que existe uma interação e semelhança no movimento humano com o movimento da natureza.

Um exemplo simples e muito comum, especialmente no Brasil, que tem temperaturas muito elevadas, é o comportamento do homem no verão, tornando-se mais alegre, fica mais fora de sua casa, expondo-se mais. As praias, os bares, os parques ficam lotados de pessoas, a prática de exercícios físicos aumenta, as reuniões de amigos acontecem em maior número, tornando essa estação mais alegre. No inverno, as pessoas recolhem-se mais cedo, participam de eventos mais no interior de estabelecimentos, permanecem mais tempo em casa, ficam até mais caladas, o que torna essa estação mais séria.

São comportamentos diferentes das mesmas pessoas ao relacionar-se com o movimento climático, já que, em nossa cultura, o clima faz parte do movimento da natureza e não do homem.

Em relação ao funcionamento orgânico, eles classificam cada *Zang* (Órgão) e cada *Fu* (Víscera) com a Energia *Yin-Yang* e com o movimento dos cinco elementos, e também fazem uma relação com todos os sistemas orgânicos, emoções, sabores, partes do corpo etc.

Ela não é baseada nos modelos ocidentais que segue padrões fisiológicos, anatomofuncionais, bioquímicos etc.

Ela segue um padrão energético. O *Qi* (Energia) e o *Xue* (Sangue) circulam em todos os tecidos, órgãos e sistemas do corpo humano, trazendo nutrição e equilíbrio para que se tenha uma vida saudável.

Essa fundamentação é muito antiga e, nas últimas décadas, já existem muitos trabalhos publicados nos padrões científicos ocidentais que comprovam a existência do *Qi*, dos Meridianos Chineses e suas relações com o funcionamento orgânico, emoções, *performance* etc.

2.4 Teorias de Base da Medicina Chinesa

2.4.1 *Qi – Yin-Yang*

A primeira fundamentação encontrada é a do *Qi – Yin-Yang*. A manifestação do *Qi* existe em tudo que se encontra vivo. O seu movimento faz com que a manifestação de vida aconteça.

Dessa maneira, classificaram tudo existente no Universo, inclusive o que o ser humano construiu. Dividiram em duas energias opostas, mas interdependentes, para que aconteça movimento e a vida possa acontecer.

Explicam que a energia da noite é mais fria e, por isso, classificam em *Yin*, e a energia do dia mais quente e a classificam em *Yang* e todos sabem que sempre vai existir um dia após uma noite e isso faz o movimento de vida, os dias passam, sempre se transformando em noites, as estações quentes transformam-se em frias, o homem nasce, cresce e envelhece.

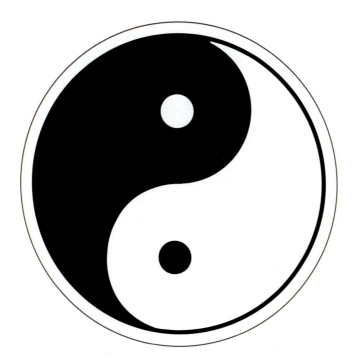

FIGURA 2.1 – *Tao*.

Quadro 2.1 – Exemplo da divisão das energias opostas e interdependentes – *Qi*

Yin	Yang
Noite	Dia
Mulher	Homem
Escuro	Claro
Terra	Céu
Frio	Calor
Água	Fogo
Interior	Exterior
Inverno	Verão
Outono	Primavera
Preto	Branco
Azul	Vermelho
Quietude	Movimento

Pode-se fazer um elo com o Exercício Físico: o momento da prática de uma atividade física é um momento *Yang*, e quando se deixa de de executá-la, ficando em estado de repouso da prática esportiva, é um momento *Yin*.

A atividade fisiológica é o resultado da harmonia do *Yin* e do *Yang*. Classificam a "Função" como "*Yang*", função pode ser o exercício físico, e a "Essência" é classificada como "*Yin*". A essência é o substrato material que dá suporte para o exercício acontecer, ou seja, a atividade física tem como base a matéria e, sem a matéria, nada há para produzir a energia *Yang*.

É a atividade fisiológica do exercício que resulta de ação da energia *Yang*, ou seja, esse movimento que ajuda impulsionar a produção da essência (substratos) *Yin*.

Esses mecanismos devem estar funcionando perfeitamente para que se tenha a boa formação do *Qi*, para que a atividade vital do Homem fique equilibrada e, por sua vez, haja um bom desempenho físico e esportivo.

Cinco Elementos da Natureza

Como a teoria é fundamentada em observação da natureza, perceberam sutilezas de diferenças no movimento da natureza, como, por exemplo, o movimento da noite. A noite é classificada como *Yin*, mas ela é maior e mais fria no inverno, em relação à noite do verão, mas ambas são de natureza *Yin*.

Sendo assim, fizeram uma nova classificação: a dos Cinco Movimentos da natureza ou Cinco Elementos da natureza. São eles: Madeira, Fogo, Terra, Metal e Água.

A Medicina Chinesa não foi a única que utilizou os elementos da natureza como fundamentação, mas é a única que utiliza Cinco Elementos.

Essas teorias podem ser aplicadas em qualquer campo de atividade humana. Elas podem colaborar na melhora de funcionamento orgânico e também influenciar em atividades econômicas, relacionamentos amorosos ou empresariais, ajudar a escolher nossos dirigentes.

A Medicina Chinesa dividiu tudo o que contém no Universo e classificou em Cinco Elementos.

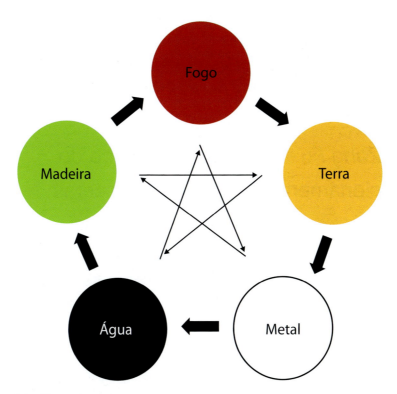

Figura 2.2 – Cinco elementos.

Quadro 2.2 – Os cinco elementos

	Madeira	Fogo	Terra	Metal	Água
Órgão	Fígado	Coração	Baço-pâncreas	Pulmão	Rins
Víscera	Vesícula	Intestino delgado	Estômago	Intestino grosso	Bexiga
Sentido	Visão	Fala	Gustação	Olfato	Audição
Tecido	Músculo	Vasos sanguíneos	Conjuntivo	Pele	Osso
Sentimento	Raiva	Alegria	Preocupação	Tristeza	Medo
Expressão	Grito	Riso	Canto	Pranto	Suspiro
Secreção	Lágrima	Suor	Saliva	Catarro	Urina
Odor	Rançoso	Queimado	Perfumado	Cárneo	Pútrido
Cor	Verde	Vermelho	Amarelo	Branco	Preto
Sabor	Azedo	Amargo	Adocicado	Picante	Salgado
Clima	Vento	Calor	Umidade	Secura	Frio
Estação	Primavera	Verão	Quinta estação	Outono	Inverno
Direção	Leste	Sul	Centro	Oeste	Norte
Carne	Frango	Carneiro	Boi	Cavalo	Porco

Como é possível observar, eles colocam em cada elemento um Órgão (*Zang*) e uma Víscera (*Fu*), e a fisiologia energética de cada um deles traz a relação com todas as atividades orgânicas e emocionais; são relacionados com o exercício físico para que se tenha um bom desempenho.

2.5 *Zang Fu* – Sistema Energético do Funcionamento de Órgãos e Vísceras

A seguir, será apresentado um resumo do funcionamento energético dos *Zang Fu*, ressaltando a sua importância para a prática desportiva.

Os *Zang Fu* se relacionam com os tecidos, pele, carne, vasos sanguíneos, tendões, ossos, cinco elementos, órgãos sexuais e ânus.

Os Órgãos (*Zang*) são classificados com a energia *Yin* e as Vísceras (*Fu*) são classificadas com a Energia *Yang* e também fazem pares com funções complementares. São eles:

2.5.1 Fígado "*Gan*" e Vesícula Biliar "*Dan*" (Elemento Madeira)

O Fígado coordena a circulação de *Qi* (Energia) e *Xue* (Sangue) mediante aos Meridianos Chineses, órgãos e vísceras e de todos os tecidos. Também se relaciona com o armazenamento e regula a quantidade adequada de sangue. Tem relação direta com a nutrição de tendões e músculos, promovendo o fornecimento constante e regular de nutrientes e umedecimento dos mesmos. Ele é responsável por harmonizar o fluxo de *Qi* no corpo.

Para o Fígado realizar esse suporte, necessita estar interligado às funções do Baço-Pâncreas, os quais ajudam na produção do sangue (vide Baço-Pâncreas).

As funções desse *Zang* têm relação direta com o bom desempenho músculoarticular.

A Vesícula Biliar não recebe os alimentos nem resíduos e, ainda, tem função mental, espírito de decisão e coragem, tal qual um *Zang*. Pode causar desequilíbrios emocionais, como o medo, e causar insônia. Ela armazena a bile que é formada pelo *Qi* excedente do Fígado e a libera nos intestinos para auxiliar a digestão.

A Vesícula Biliar está interligada energeticamente ao Fígado, auxiliando-o em suas funções, e colabora, também, com o equilíbrio emocional do atleta, em seus treinamentos e pré-competição, e em suas decisões durante as competições.

2.5.2 Coração "*Xin*" e Intestino Delgado "*Xiao Xang*" (Elemento Fogo)

O Coração governa o sangue, os vasos sanguíneos, é responsável pelos batimentos cardíacos, pulso e circulação sanguínea por meio dos vasos sanguíneos. Ele também tem a função de armazenar a consciência, que é responsável pela vitalização de todas as estruturas do corpo, cooperando com a manifestação e qualidade da consciência.

O Coração, pela MTC, é considerado nosso "mestre", o Imperador do organismo, é o tronco do enraizamento da vida pelas suas funções em relação ao sangue e por ter ligação com a nossa consciência. Ele traz o equilíbrio da mente e colabora ao baixar os níveis de ansiedade pré-competição.

Para o praticante de esportes é de grande importância, pois é ele quem leva, por meio dos vasos sanguíneos, o *Xue* (Sangue) para promover uma boa nutrição dos órgãos e tecidos, contribuindo para o bom desempenho esportivo.

O Intestino Delgado está ligado fisiologicamente ao Estômago, de quem recebe o bolo alimentar e procede a uma nova digestão, separando o puro do turvo. Os alimentos puros são as substâncias essenciais e os líquidos; os turvos são os detritos. A primeira será absorvida e transportada pela função do Baço-Pâncreas, enquanto os detritos serão encaminhados ao Intestino Grosso e os líquidos turvos para a Bexiga, para serem excretados. Se esta função não for bem executada, acarretará problemas digestivos e uma má assimilação dos alimentos.

Energeticamente, está interligado ao Coração, atuando na circulação sanguínea e, também, no discernimento.

O Intestino Delgado colabora para que as funções do Coração aconteçam adequadamente, e, também, na nutrição orgânica por meio do Estômago e Baço-Pâncreas. Colabora, também, com a desintoxicação do organismo, tornando-se presente na recuperação orgânica após a prática de exercício.

2.5.3 Baço-Pâncreas "*Pi*" e Estômago "*Wei*" (Elemento Terra)

A Medicina Oriental não separa o Baço do Pâncreas, já que sua energia os une em uma função. Ele transporta e transforma o *Qi* dos alimentos e líquidos ingeridos em essências nutritivas. Está envolvido na formação de *Qi* (Energia), *Xue* (Sangue) e *Jin Ye* (Líquidos Orgânicos). Ele é a base material, fonte de energia adquirida após o nascimento. Ele harmoniza todos os tecidos, promovendo o aquecimento, alimentação e umidificação de todo o corpo. Dessa maneira, controla o bom funcionamento dos músculos e membros, mantendo-os saudáveis mediante sua função de transformação dos alimentos em *Qi* e de seu transporte.

Funções indispensáveis para o funcionamento energético e orgânico e para o bom desempenho esportivo. Esse *Zang* também colabora com o tônus muscular.

O Estômago tem como atividade principal receber o alimento via esôfago e fazer o início da digestão, decompondo e transformando o alimento recebido em bolo alimentar para, então, enviar ao Intestino Delgado.

Energeticamente, está interligado ao Baço-Pâncreas e são os *Zang Fu* mais importantes na digestão, pois digerem e recolhem a essência dos alimentos, transformando e transportando o *Qi* que nutrirá todo o organismo. Eles são fonte de manutenção da vida após o nascimento. Para o esporte, é de suma importância no suporte de substrato energético, promovendo o bom desempenho físico.

2.5.4 Pulmão "*Fei*" e Intestino Grosso "*Da Chang*" – (Elemento Metal)

O Pulmão controla os movimentos respiratórios, recebe e absorve o *Qi* puro do ar do meio ambiente ou da natureza. Difunde o *Qi* e o *Jin Ye* para todo o corpo. O Pulmão ajuda a distribuir todas as substâncias energéticas por meio do movimento de seu *Qi*. Além de distribuir o *Qi*, o Pulmão tem também como função fazer descer o *Qi* e os líquidos para os Rins. Os Rins transformam e purificam os líquidos e os enviam novamente para os Pulmões.

O Pulmão também recebe o *Qi* do Baço-Pâncreas e impulsiona juntamente com o *Qi* da nutrição, promovendo a nossa defesa orgânica. Com o impulso do *Qi* que o Pulmão proporciona, ele se envolve na formação e transformação de *Qi*, *Xue* e *Jin Ye*, pois nada acontecerá se o *Qi* ficar parado. Além disso, difunde os líquidos orgânicos nos músculos, pele e superfície do corpo para promover a defesa. Umedece, nutre e aquece a pele, controlando a transpiração.

Esse *Zang* é de extrema a importância na alimentação do oxigênio para o bom desempenho esportivo. O seu movimento colabora, também, para a nutrição orgânica do *Qi* dos alimentos, e na circulação das vias das águas, ajudando a promover o equilíbrio da temperatura corporal.

O Intestino Grosso recebe o bolo alimentar do Intestino Delgado, faz a última absorção de líquidos orgânicos e também transforma o bolo alimentar em matéria fecal para excretar. Energeticamente, está interligado ao Pulmão e, devido ao trajeto do meridiano do Intestino Grosso, que passa nas vias respiratórias, tem muitos pontos que colaboram com as funções do Pulmão.

2.5.5 Rins "*Shen*" e Bexiga "*Pang Guan*" (Elemento Água)

Os Rins armazenam e são fontes da Energia Ancestral, governam o crescimento, o desenvolvimento e o envelhecimento de todos os *Zang Fu*. São responsáveis, também, pela transmissão das características e da hereditariedade. Além disso, relacionam-se com o cérebro, medula e ossos. Envolvem-se nos ciclos de desenvolvimento de todo o corpo. São a base da formação do *Yin-Yang* para a formação de todos os *Zang Fu*. Regulam, mediante seu *Qi*, a água em todo o corpo.

O movimento deste *Zang* faz circular os líquidos orgânicos, levando nutrição e umidificação, e tem relação direta com a qualidade da massa óssea.

A Bexiga tem como função armazenar temporariamente a urina para, depois, excretá-la. Energeticamente, está interligada aos Rins, colaborando com suas funções. O trajeto de seu meridiano é bem longo e tem importantes pontos que se relacionam com todos os *Zang Fu* localizados na parte das costas e próximos da coluna vertebral.

2.6 Efeitos Fisiológicos do Exercício no Ocidente

Os efeitos fisiológicos do exercício físico podem ser classificados em agudos imediatos, agudos tardios e crônicos. Os efeitos agudos, também denominados respostas, são aqueles que acontecem em associação direta com a sessão de exercício, e os efeitos agudos imediatos, os que ocorrem nos períodos pré e pós-imediato ao exercício físico; podem ser exemplificados pelo aumento de frequência cardíaca (FC), ventilação pulmonar e sudorese, habitualmente associados ao esforço. Em contrapartida, os efeitos agudos tardios são observados ao longo das primeiras 24 horas que se seguem a uma sessão de exercício e podem ser identificados na discreta redução dos níveis tensionais, especialmente nos hipertensos, e no aumento do número de receptores de insulina nas membranas das células musculares. Por último, os efeitos crônicos, também denominados adaptações, são aqueles que resultam da exposição frequente e regular às sessões de exercício, representando os aspectos morfofuncionais, que diferenciam um indivíduo fisicamente treinado de outro, sedentário. Dentre os achados mais comuns dos efeitos crônicos do exercício físico estão a hipertrofia muscular, melhora da aptidão cardiopulmonar e o aumento do consumo máximo de oxigênio.

O exercício físico aumenta os processos oxidativos em relação ao basal. Para que esse mecanismo aconteça, é necessário que a fibra muscular receba um aporte satisfatório de nutrientes e de oxigênio. Além disso, é importante que, na mesma proporção, seja removido o calor, dióxido de carbono, água e metabólicos, assegurando, assim, a homeostase do meio interno.

Durante a execução do exercício físico, as variáveis cardiorrespiratórias modificam-se com a finalidade de aumentar o transporte de oxigênio e nutrientes aos músculos em atividade contrátil, para manter, ao longo do tempo, a formação de ATP e/ou restaurar suas reservas que foram consumidas durante as fases de contração anaeróbia. A resposta ao treinamento da musculatura respiratória é semelhante ao treinamento dos músculos esqueléticos.

Três músculos convencionalmente têm sido relacionados com a função respiratória: diafragma, músculos do gradil costal (incluindo os músculos intercostais e acessórios) e músculos abdominais.

A prática esportiva traz para esse sistema o aumento na capacidade da respiração, levando maior volume de ar aos pulmões e, consequentemente, oxigênio mais puro para o sangue, alimentando melhor as células de todo organismo, o fortalecimento dos alvéolos evitando doenças respiratórias e é considerada uma terapia em várias doenças cardiorrespiratórias por aumentar a capacidade aeróbica.

2.6.1 Pontos de Acupuntura que contribuem com o bom funcionamento energético dos *Zang Fu*, colaborando para o melhor desempenho humano

2.6.1.1 Fígado – Elemento Madeira

F2 – Harmoniza o *Qi* e o Sangue, faz circular o *Qi* que está parado, impedindo o bom desempenho muscular; acalma o *Shen*.
Localização Anatômica: situa-se no dorso do pé, no espaço localizado entre as cabeças dos primeiro e segundo metatarsianos.

F3 – Harmoniza e faz circular o *Qi* de fígado e do sangue, relaxa tendões e músculos. Excelente ponto para aliviar dor muscular após prática de exercícios físicos e também aliviar cãibras musculares.
Localização Anatômica: localiza-se no dorso do pé, no espaço interósseo do primeiro e segundo metatarsiano e a um e meio *tsun* posterior ao F2.

F8 – Harmoniza e tonifica o *Qi* do Fígado e do Sangue, fortalece o *Qi* do joelho devido sua localização, relaxa tendões e músculos.

Localização Anatômica: localiza-se na face medial do joelho, na extremidade interna da prega do joelho, numa reentrância intermuscular dos músculos grácil e sartório. Para localizar o ponto, deve-se fletir o joelho e abduzir o membro inferior.

F13 – Ponto Mestre dos Órgãos – ele reúne o *Qi* dos órgãos, ajudando a equilibrar a fisiologia energética de todos.

Localização Anatômica: situa-se na parede abdominal, na extremidade livre da 11ª costela. Com o paciente em decúbito lateral, braço estendido e cotovelo fletido em 90°, o ponto situa-se na altura do olecrano.

2.6.1.2 Vesícula Biliar – Elemento Madeira

VB20 – Melhora as funções das articulações e relaxa os músculos e tendões, ativa a circulação do sangue, clareia a visão e nutre o cérebro, esvazia a mente dos maus pensamento ou dos pensamentos repetitivos.

Localização Anatômica: situa-se numa reentrância óssea localizada entre o músculo esternocleidomastoideo e a inserção superior do músculo trapézio, ou na reentrância óssea localizada entre a tuberosidade occipital externa e o processo mastoideo.

VB34 – Ponto Mestre dos Tendões Músculos, regula a mobilidade das articulações, relaxa e fortalece os tendões e músculos, fortalece os ossos e, especialmente, a região do joelho, devido à sua localização; ativa a circulação do sangue nos canais de energia, promove a circulação do *Qi* do Fígado e da Vesícula Biliar.

Localização Anatômica: situa-se no terço superior da face lateral da perna, numa reentrância muscular localizada abaixo e em frente da cabeça da fíbula.

VB38 – Harmoniza o *Qi* da Vesícula Biliar, tensão muscular generalizada, excelente ponto para lombalgia, problemas de joelho, nutrição de membros inferiores.
Localização Anatômica: situa-se na margem anterior da fíbula, quatro *tsun* proximal à ponta do maléolo lateral.

VB39 – Ponto Mestre da Medula Óssea, fortalece o *Qi* dos ossos, nutrindo-os de sangue, harmoniza as funções da Vesícula Biliar. Utilizado para problemas musculares, articulares, ósseos e para problemas crônicos de visão.
Localização Anatômica: situa-se entre a margem posterior da fíbula e os tendões dos músculos fibulares curto e longo, três *tsun* proximal ao maléolo lateral.

VB43 – Harmoniza o *Qi* da Vesícula Biliar, dispersa o excesso de calor do corpo. Excelente ponto para cefaleia após esforço físico.
Localização Anatômica: situa-se na face dorsolateral do pé, entre as cabeças dos quarto e quinto metatarsianos.

2.6.1.3 Coração – Elemento Fogo

C3 – Harmoniza o *Qi* do Coração, o *Qi* e o Sangue, acalma o *Shen* e fortalece a mente, colabora com a força de vontade. Esse ponto proporciona um bom descanso de mente e um sono tranquilo.
Localização Anatômica: situa-se numa reentrância muscular localizada a meia distância entre a epitróclea do úmero e a extremidade medial da prega do cotovelo.

C7 – Acalma o *Shen*, fortalece a mente, harmoniza o *Qi* do Coração e sua circulação. Excelente ponto para baixar ansiedade antes de provas competitivas.
Localização Anatômica: situa-se na prega de flexão ventral do punho, sobre a margem posterior do osso pisiforme e sobre a margem radial do tendão do músculo flexor ulnar do carpo.

2.6.1.4 Intestino Delgado – Elemento Fogo

ID3 – Harmoniza a circulação do *Qi* em todos os canais de energia, os meridianos chineses, dispersa bloqueios energéticos nos tendões e músculos. Excelente ponto para aliviar tensões e dores da região cervical e ombros.
Localização Anatômica: situa-se na extremidade da prega da flexão ventral, próximo à articulação metacarpofalangiana, quando se fecha a mão, e no local em que ocorre a mudança da cor da pele entre a região palmar e dorsal da mão.

ID4 – Excelente ponto para relaxar tendões e músculos da cintura para cima.
Localização Anatômica: situa-se na reentrância interóssea formada pela base do quinto metacarpo e o osso hamato.

ID7 – Relaxa tendões e músculos dos braços.
Localização Anatômica: situa-se na margem posterior da aula, cinco *tsun* proximal ao ID6, sobre a linha que une este ponto ao ID8.

ID11 – Promove a circulação de *Qi* e relaxa os músculos e tendões da região dos ombros. Esse ponto também colabora com o bom desempenho biomecânico dos ombros.
Localização Anatômica: situa-se na fossa intraespinhosa da escápula, formando um triângulo isósceles com o ID9 e o ID10.

ID15 – Esse ponto colabora com a função de descida do *Qi* do Pulmão em direção aos Rins e é indicado para rigidez nos ombros que impeça a sua movimentação adequada.
Localização Anatômica: situa-se a dois *tsun* lateral ao processo espinhoso da sétima vértebra cervical, onde se localiza o VG14.

2.6.1.5 Baço-Pâncreas – Elemento Terra

BP2 – Harmoniza o *Qi* do Baço-Pâncreas, colaborando na execução de suas funções.
Localização Anatômica: situa-se sobre a margem medial do hálux, numa reentrância localizada distalmente à articulação metatarsofalangiana, na linha da mudança da colocação da pele, entre a pele das regiões plantar e dorsal.

BP4 – Fortalece e harmoniza o *Qi* do Sangue, acalma as Emoções (*Shen*) e clareia os pensamentos da mente. Ajuda no tônus muscular.
Localização Anatômica: situa-se na face medial do pé, numa depressão óssea distal à base do primeiro metatarsiano, onde ocorre a mudança da cor da pele entre a região plantar e dorsal do pé.

BP6 – Harmoniza, fortalece e tonifica o *Qi* do Baço-Pâncreas, colaborando para que suas funções aconteçam em equilíbrio, tonifica o *Qi* dos Rins, tonifica o *Qi* e o sangue. Por meio de suas funções, os músculos recebem uma boa alimentação, tonificando-os e ajudando a eliminar edemas.
Localização Anatômica: situa-se a três *tsun* proximal à extremidade do maléolo medial, na margem distal da tíbia.

BP8 – Fortalece o sangue e promove a sua circulação, excelente ponto para alimentação lombar e dos ossos.
Localização Anatômica: situa-se cinco *tsun* distal à interlinha articular do joelho, sobre a margem medial da tíbia, ou a três *tsun* distal ao BP9.

BP10 – Esse ponto é considerado o Mar de Sangue (*Xue*), pois ele harmoniza e fortalece o *Qi* e o sangue, harmoniza o *Qi* da nutrição orgânica, promove a circulação de sangue e colabora com o bom funcionamento energético do Baço-Pâncreas. Esse ponto colabora no tratamento do desgaste da prática crônica do exercício, que pode levar à anemia (deficiência de *Xue*) e também na alimentação muscular, trazendo tônus e um bom desempenho para o cotidiano e da *performance* da prática esportiva.

Localização Anatômica: situa-se numa reentrância muscular, no meio do músculo vasto medial, localizado a dois *tsun* proximal à base da patela. Um modo simples de reconhecer este ponto de Acupuntura é fletir o joelho do paciente e espalmar com a mão direita do examinador o joelho esquerdo do paciente: este ponto localiza-se na extremidade do polegar.

BP21 – Esse é um ponto muito importante, pois ele possui muitas ramificações energéticas que se comunicam com os outros canais de energia, além de levar os líquidos orgânicos para toda as partes do corpo. Harmoniza o *Qi* e o sangue e promove sua circulação, tonifica e controla do *Qi* dos tendões, dos músculos e ossos. Colabora particularmente no ritmo respiratório e para a fraqueza nos membros inferiores e superiores.

Localização Anatômica: situa-se na linha axilar média, no sétimo espaço intercostal, a seis *tsun* abaixo da margem inferior do músculo peitoral maior.

2.6.1.6 Estômago – Elemento Terra

E25 – Esse ponto ajuda a produzir líquidos orgânicos, auxilia na função de absorção de líquidos do Intestino Grosso e colabora com a regularização do *Qi* e do Sangue.

Localização Anatômica: situa-se sobre a linha horizontal que passa pela cicatriz umbilical, a dois *tsun* lateral à cicatriz umbilical.

E30 – Harmoniza o *Qi* da Nutrição do Sangue e harmoniza o *Qi* dos tendões e dos músculos de maneira geral e trata distensões de virilha.

Localização Anatômica: situa-se um *tsun* distal ao E29 ou a dois *tsun* lateral sobre a linha horizontal que passa pelo VC2.

E36 – Harmoniza e tonifica a função do *Qi* de Pulmão, tonifica o *Qi* de Rim, colabora com as defesas orgânicas, forma líquidos orgânicos, faz circular o *Qi* e o sangue. Alimenta, assim, todas as funções orgânicas, especialmente das pernas, devido à sua localização.

Localização Anatômica: situa-se a três *tsun* distal ao E35 e a um *tsun* lateral à margem anterior da tíbia, entre os músculos tibial anterior e extensor comum dos dedos.

E41 – Fortalece o *Qi* de Baço-Pâncreas, acalma as emoções (*Shen*) e clareia os pensamentos da mente, tonifica o *Qi* dos tendões e dos músculos, colaborando com a sua alimentação.

Localização Anatômica: situa-se na prega dorsal transversal do tornozelo, entre o tendão extensor comum dos dedos e o tendão extensor próprio do hálux.

2.6.1.7 Pulmão - Elemento Metal

P1 – Tonifica o *Qi* de Pulmão, promovendo sua harmonização e sua circulação, colabora também em levar o seu *Qi* para os Rins, fazendo que a fisiologia energética trabalhe harmonicamente.

Localização Anatômica: situa-se na região anterolateral do tórax, na parte externa da segunda costela, a seis *tsun* da linha media.

P6 – Esse ponto promove a circulação de sangue dentro dos vasos sanguíneos.

Localização Anatômica: situa-se a três *tsun* distal ao P5, na linha que une este ponto ao P7, ou a sete *tsun* proximal à prega do punho.

P7 – Promove a circulação e a harmonização do *Qi* do Pulmão.

Localização Anatômica: situa-se a um e meio *tsun* proximal à prega do punho, lateralmente à artéria radial.

P9 – Esse ponto é o Mestre de Vasos Sanguíneos colaborando com a harmonia da circulação do sangue dentro dos vasos sanguíneos, harmoniza e regula o *Qi* do Pulmão.

Localização Anatômica: situa-se na face anterior do punho, na prega da flexão mais distal do punho e na margem lateral da artéria radial.

2.6.1.8 Intestino Grosso – Elemento Metal

IG4 – Ele libera o calor interno, ativa a circulação dos vasos sanguíneos, clareia a visão, reanima o estado de inconsciência, fortalece as defesas orgânicas.

Localização Anatômica: situa-se na metade do segundo metacarpo, entre o primeiro e o segundo ossos metacarpianos, ou sobre a saliência muscular, quando se faz a adução do polegar.

IG11 – Regula a circulação de *Qi* e sangue nos canais de energia, fortalece o sangue e as articulações, refresca o calor interno, utilizado para angústia, depressão, ausência de memória.

Localização Anatômica: situa-se numa reentrância na extremidade externa da prega de flexão do cotovelo, ou a meia distância entre P5 e o epicôndilo lateral, com cotovelo em flexão de 90°. A agulha deve ser direcionada para o epicôndilo lateral.

IG15 – Ativa a circulação de sangue, relaxa e fortalece o *Qi* de tendões. Esse ponto colabora com a defesa orgânica, impedindo que aconteçam desequilíbrios perante as mudanças climática de maneira agressiva. Para a Medicina Chinesa, essas mudanças climáticas repentinas são chamadas de Energias Perversas. Ele alivia a tensão dos ombros e colabora com a biomecânica do movimento escapuloumeral.

Localização Anatômica: situa-se numa reentrância da articulação acromioclavicular quando se abduz o braço. O ponto está situado a um *tsun* para fora do acrômio.

2.6.1.9 Rim – Elemento Água

R1 – Tonifica o *Qi* dos Rins e acalma o *Shen*. Este ponto pode ser utilizado para ressuscitação de desmaios ou resgatar a consciência.
Localização Anatômica: situa-se no meio da planta do pé, na altura correspondente à articulação metatarsofalangiana dos segundo e terceiro dedos do pé.

R3 – Tonifica o *Qi* dos Rins, nutre o *Qi* e o sangue, fortalece o cérebro, ajuda a aquecer o organismo, faz circular o *Qi* pelo canal de energia dos Rins. Excelente ponto para edemas, insônia, ansiedade, fortalece o organismo, colaborando para a sua defesa, umedece os tecidos.
Localização Anatômica: situa-se a meia distância entre a parte mais saliente do maléolo interno e o tendão do calcâneo, no local em que se percebe o batimento da artéria tibial posterior.

R7 – Tonifica o *Qi* dos Rins, fortalece o organismo, colaborando para a sua defesa, umedece os tecidos. Equilibra os distúrbios de equilíbrio dos líquidos orgânicos, ajuda a drenar edemas e inchaços.
Localização Anatômica: situa-se a dois *tsun* proximal ao R3.

R27 – Aumenta as defesas orgânicas, ajuda na circulação de *Qi* no tórax para o movimento respiratório acontecer harmoniosamente.
Localização Anatômica: situa-se numa depressão entre a primeira costela e a margem inferior da clavícula, dois *tsun* lateral à linha média, na altura do VC21.

2.6.1.10 Bexiga – Elemento Água

B11 – Ponto Mestre dos ossos: ele colabora na promoção do equilíbrio de todos os desequilíbrios ligados aos ossos, massa óssea, fraturas, desgastes ósseos, osteoporose etc.

Localização Anatômica: situa-se a um e meio *tsun* lateral ao processo espinhoso da primeira vértebra dorsal, local em que se localiza o VG13.

B13 – Ponto de assentimento do Pulmão: harmoniza, tonifica e difunde o *Qi* do Pulmão, faz recuperar a perda de *Qi* provocada pelos esforços físicos e/ou mentais.
Localização Anatômica: situa-se a um e meio *tsun* para fora da margem inferior do processo espinhoso da terceira vértebra torácica.

B14 – Ponto de Assentimento do Coração: harmoniza o *Qi* de Coração, harmoniza a circulação de *Qi* de todo o corpo, ativa a circulação do sangue, trazendo o equilíbrio para o bom desempenho esportivo, acalma o *Shen* e tranquiliza o coração, promovendo uma boa noite de sono e a baixa da ansiedade pré-esportiva.
Localização Anatômica: situa-se a um e meio *tsun* lateral à margem inferior do processo espinhoso da quarta vértebra torácica.

B17 – Mestre do *Xue*: ele é o ponto de reunião do sangue. Facilita a formação e a circulação do sangue, harmoniza e tonifica o *Qi* do sangue, facilita a formação dos Líquidos Orgânicos (*Jin Ye*), fortalece e recupera as deficiências de *Qi* e *Xue*. Ponto muito importante para o fortalecimento do organismo, tanto na preparação física, como na manutenção de saúde e no bom desempenho esportivo.
Localização Anatômica: situa-se a um e meio *tsun* lateral à linha média, horizontalmente à margem inferior do processo espinhoso da sétima vértebra torácica.

B18 – Ponto de Assentimento do Fígado: harmoniza e faz circular o *Qi*, clareia e fortalece a visão, faz aumentar os nutrientes do sangue, harmonizando-o. Esse colabora com as funções de Fígado e Vesícula Biliar.
Localização Anatômica: situa-se a um e meio *tsun* lateral à linha média, horizontalmente à margem inferior do processo espinhoso da nona vértebra torácica.

B20 – Ponto de Assentimento do Baço-Pâncreas: harmoniza o *Qi* do Sangue e a sua distribuição na alimentação orgânica, por meio da nutrição de todos os tecidos. Harmoniza o *Qi* do Baço-Pâncreas e do Fígado, colaborando com o bom desempenho de suas funções.

Localização Anatômica: situa-se a um e meio *tsun* lateral à linha média, horizontalmente à margem inferior do processo espinhoso da 11ª vértebra torácica.

B23 – Tonifica o *Qi* dos Rins, colaborando com as suas funções, aumenta a energia da água nos Rins, harmoniza o transporte dos líquidos orgânicos (*Jin Ye*). Este ponto é fonte nutridora da região lombar, promovendo equilíbrio no bom desempenho musculoarticular.

Localização Anatômica: situa-se a um e meio *tsun* lateral à linha média, na horizontal traçada abaixo do processo espinhoso da segunda vértebra lombar.

B54 – Relaxa tendões e músculos, especialmente de membros inferiores e região lombar; ajuda a remover obstruções dos vasos sanguíneos.

Localização Anatômica: situa-se no meio da fossa poplítea, numa re-entrância das partes moles localizada da prega de flexão do joelho.

B57 – Fortalece região lombossacra, alivia espasmos do gastrocnêmio e a nutrição do tendão de calcâneo. Excelente ponto para nutrir a região da panturrilha, liberando-a, melhorando o desempenho musculoarticular do tornozelo.

Localização Anatômica: situa-se a meia distância entre B54 e o B60.

B58 – Faz circular o *Qi* por todos os canais de energia, alimenta toda a musculatura estriada, alivia o espasmo do gastrocnêmio, alivia dores na panturrilha e melhora o desempenho musculoarticular do tornozelo. Esse ponto também é conhecido com o ponto mestre das pernas.

Localização Anatômica: situa-se sete *tsun* proximal ao maléolo lateral, sobre a linha vertical que passa pelo B60, ou a um *tsun* distal e lateral ao B57.

B60 – Relaxa tendões e os músculos, harmoniza a circulação do *Qi* em todos os canais de energia; harmoniza e fortalece o *Qi* e o Sangue. Excelente ponto para dores, particularmente as ósseas.

Localização Anatômica: situa-se a meia distância entre o maléolo lateral e o tendão do calcâneo.

B61 – Harmoniza a circulação de *Qi* nos meridianos, relaxa tendões e músculos, libera e fortalece a panturrilha para que seus movimentos aconteçam harmoniosamente; excelente ponto para cor no calcanhar devido ao impacto esportivo.

Localização Anatômica: situa-se distal ao B60, sobre a face lateral do calcâneo, numa reentrância óssea onde ocorre a mudança de cor da pele, entre a região plantar e a dorsal do pé.

B62 – Relaxa tendões e músculos, harmoniza a circulação de *Qi* do cérebro, fortalecendo-o. Acalma o *Shen*. Excelente ponto para esvaziar a mente dos maus pensamentos ou de pensamentos que não param.

Localização Anatômica: situa-se a meio *tsun* distal ao maléolo lateral, numa reentrância óssea do calcâneo, na linha onde muda a cor da pele, entre as regiões plantar e dorsal do pé.

2.6.2 Pontos de Vasos Maravilhosos que colaboram no funcionamento dos *Zang Fu*

Além dos Meridianos Principais, há, no corpo humano, dois Vasos Maravilhosos, que possuem trajetos próprios. Um vaso relaciona-se com a Energia *Yang* – Vaso Governador, chamado pelos orientais de *Du Mai*, e outro que se relaciona com a Energia *Yin* – Vaso Concepção ou *Ren Mai*.

Eles são reservatórios de energia *Yang* e *Yin*, promovendo a homeostase energética dos canais de energia.

2.6.2.1 Vaso Governador – *Du Mai*

VG4 – Fortalece o *Qi* dos Rins e a coluna lombar devido à sua localização; harmoniza o *Qi*, o sangue, os líquidos orgânicos, facilita a circulação de *Qi* nos Canais de Energia. Ele também é um grande nutridor da energia *Yang* do corpo.
Localização Anatômica: situa-se na região lombar, entre os processos espinhosos das segunda e terceira vértebras lombares, ou se localiza no processo oposto à cicatriz umbilical.

VG20 – Acalma o *Shen*, as emoções e clareia os pensamentos, relaxa tendões e músculos. Excelente ponto para tonturas, ansiedade, dores de cabeça por esforços físicos e insônia por ansiedade e agitação mental.
Localização Anatômica: situa-se no meio do crânio, no topo na cabeça, na intersecção da linha mediana do corpo com a linha que parte do eixo vertical das duas orelhas, ou na linha média, a sete *tsun* acima da linha de inserção dos cabelos da nuca.

VG26 – reanima o estado de inconsciência, acalma o *Shen* e clareia a mente, ajuda fortalecer a coluna lombar.
Localização Anatômica: situa-se no *filtrum* do lábio superior, na união do um terço superior com os dois terços inferiores.

2.6.2.2 Vaso Concepção – *Ren Mai*

VC4 – Tonifica o *Qi* dos Rins, tonifica o *Qi* e o sangue. É um ponto utilizado para tonificar, de maneira geral, o organismo. Excelente ponto para cansaço, peso nas pernas, insônia por ansiedade.
Localização Anatômica: situa-se no ventre, na sua linha media, a três *tsun* distal à cicatriz umbilical.

VC6 – Ele é considerado o Mar de *Qi* ou de Energia, tonifica o *Qi* dos Rins e o *Qi* de sangue. Excelente ponto para tonificar a energia geral do corpo.
Localização Anatômica: situa-se no ventre, na sua linha média, a um e meio *tsun* distal à cicatriz umbilical.

VC12 – Ele é o ponto de reunião das Vísceras (*Fu*), colabora na função de todas elas; é um ponto que concentra a energia do Baço-Pâncreas, harmonizando-o; harmoniza o *Qi* do Estômago e tonifica a nutrição orgânica, harmoniza o *Qi* e o sangue.
Localização Anatômica: situa-se no abdome, na linha mediana, entre o processo xifoide do osso esterno e a cicatriz umbilical.

VC14 – Harmoniza o *Qi* do Coração e o *Qi* geral do corpo, acalma o *Shen*, bom para ansiedade, palpitações por ansiedade, medo, estados de euforia, distúrbios de memória, desmaios e insônia por ansiedade.
Localização Anatômica: situa-se no abdome, na linha mediana, a seis *tsun* proximal à cicatriz umbilical, ou a um e meio *tsun* distal ao processo xifoide do osso esterno.

VC17 – Ponto Mestre do *Qi*, harmoniza a circulação do *Qi* do corpo, do *Qi* do Pulmão e libera bloqueios respiratórios, abrindo o tórax.
Localização Anatômica: situa-se na linha mediana do tórax, sobre o osso esterno, a meia distância entre os mamilos, ou no cruzamento da linha mediana com a horizontal traçada entre as articulações esternocostais da quinta costela.

2.6.3 Combinação de pontos que colaboram, de maneira geral, no melhor desempenho do exercício físico ou prática esportiva

VC6, VC12, VC17, E36, IG11, BP9 e F3 (podem ser aplicados no dia da competição).

2.6.4 Combinação de pontos que colaboram, de maneira geral, para acalmar a mente e baixar os níveis de ansiedade pré-competição

VG20, R1 ou VC14 e B15 (aplicar um dia antes da competição).
F2 ou F8, VC4 e C7 (para impaciência).

2.7 Processo de recuperação após exercício

O exercício físico caracteriza-se por ser um período no qual o catabolismo agudo (fracionamento) predomina sobre o anabolismo (construção). Nesse período, reservas de compostos energéticos, como o glicogênio e os fosfagênios, são diminuídas, ao mesmo tempo em que quantidades significativas de lactato se acumulam no organismo, mais precisamente nos músculos e na corrente sanguínea.

O processo de recuperação pós-exercício pode ser definida como uma fase de transição catabólica que ocorre durante o exercício para uma fase anabólica, que tem como finalidade repor reservas energéticas que foram consumidas, como também retirar o lactato acumulado na corrente sanguínea e nos músculos na ocasião do exercício.

2.7.1 Componentes importantes na recuperação após exercícios na Fisiologia Ocidental e Oriental

- O oxigênio de recuperação é a chave no processo após o esforço físico. É o principal agente para a restauração dos fosfagênios, ao passo que o componente lento tem as funções de restaurar as reservas de glicogênio, assim como de remover o ácido lático da corrente sanguínea e dos músculos.

Relação com a Fisiologia Energética da MTC.

Elemento Metal – com a função do Pulmão em difundir o *Qi* do Ar do meio ambiente que colabora para essa função acontecer. Elemento Madeira – com a função de *Qi* do Fígado que harmoniza fluxo de *Qi* e alimentação dos tendões e músculos.

Sugestão de Pontos: P1, P7, P9, VC17, B13, F3, F8, B18 (função e localização apresentada anteriormente).

- A restauração dos fosfagênios é a mais rápida entre as fontes energéticas. Bastam alguns minutos para sua completa restauração e esta não depende da ingestão de alimentos.
Relação com a Fisiologia Energética da MTC.
Elemento Metal – pela circulação de *Qi* do Pulmão.
Sugestão de Pontos: P1, VC17, B13, P7.

- A restauração completa do glicogênio leva alguns dias para ser efetuada. A quantidade desses dias depende do tipo de exercício praticado e da alimentação no período de recuperação.
Relação com a Fisiologia Energética da MTC.
Elemento Madeira – pela função harmonizadora de *Qi* do Fígado, levando alimentação para os tendões e músculos. Elemento Terra – pela função do Estômago e do Baço-Pâncreas, que transformam e transportam os nutrientes dos alimentos e líquidos ingeridos.
Sugestão de Pontos: F3, F13, B18, B20, BP6, VC12, E36.

- A remoção do lactato acumulado é um dos objetivos do período de recuperação após o esforço físico. O oxigênio consumido durante o componente lento de recuperação é que será o responsável por uma boa parte desta remoção, oxidando o lactato de modo a convertê-lo em CO_2 e H_2O. A recuperação ativa remove mais rapidamente o lactato do que na recuperação passiva.

Relação com a Fisiologia Energética da MTC.

Elemento Madeira – com a função de *Qi* de Fígado, levando alimentação para o músculo. Elemento Metal – com a função de movimentar *Qi* de Pulmão. Elemento Fogo – com a função de *Qi* de Coração na circulação do sangue nos vasos sanguíneos.

Sugestão de Pontos: F3, B18, B13, P1, P7, B14, C3, C7, P9, VC17.

2.7.2 Pontos que aceleram o processo de recuperação pós-exercício, treinamentos ou competições

F3 e IG4 – Esses pontos, aplicados juntos, recebem o nome de o "grande portal de energia"; harmonizam a energia do alto e baixo do corpo, promovendo o equilíbrio orgânico mais rapidamente.

E36 e IG11 – Esses pontos, juntos, recebem o nome de "o pequeno portal de energia"; promovem a regulação geral do corpo, equilibrando o *Yin-Yang*, nutrindo mais rapidamente todo o corpo, trazendo mais rapidamente a homeostase orgânica.

ID4 e F3 – Juntos, relaxam os tendões e músculos do corpo todo, aliviando o estresse muscular após competições.

VC12 e E36 – Ajudam a nutrir mais rapidamente todo o organismo.

VC12, VC4 e BP4 – Para aliviar cansaço e musculatura debilitada.

E36, P9, R3, B13, B20, B23 – Para o cansaço com grande demora para melhorar.

VC17 – Para ajudar a difundir o *Qi* para todo o corpo.

B17 – Para nutrir o organismo de sangue, fortalecendo-o.

2.8 Utilização dos Pontos

O praticante de exercício físico, ou o atleta, deve ser avaliado para saber como está seu desequilíbrio energético.

A avaliação consiste sempre em uma inspeção, a observação da língua e a palpação dos pulsos chineses para que se confirme o desequilíbrio.

Após terminar a primeira parte, deve-se escolher o grupo de pontos que for mais adequado ao atleta ou praticante de exercício.

De dez a doze é o número de pontos que geralmente são escolhidos, e pontuam-se as agulhas por vinte minutos.

Se houver pontos na frente e nas costas do corpo, aplica-se primeiro os pontos na parte da frente do corpo por vinte minutos e, depois, colocam-se os pontos das costas por mais vinte minutos.

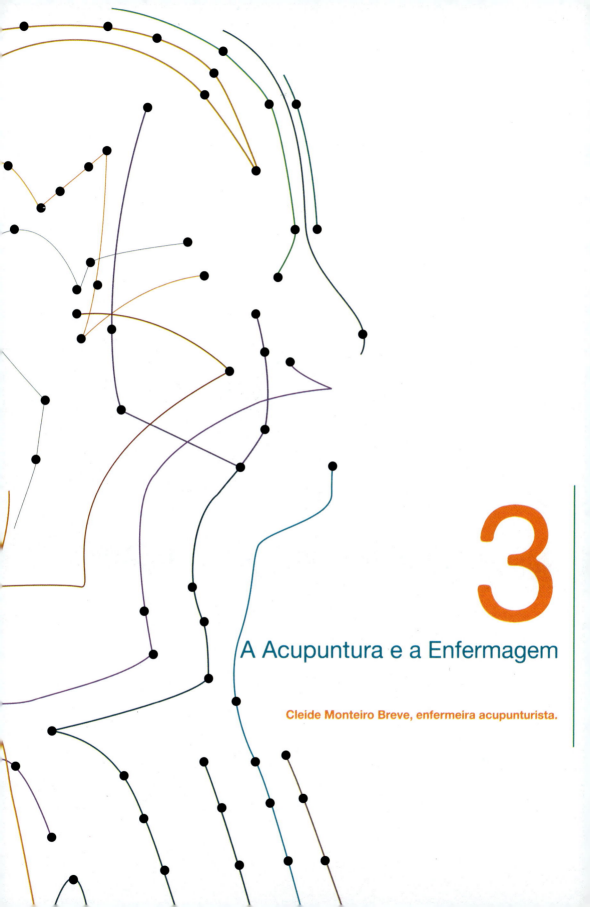

3

A Acupuntura e a Enfermagem

Cleide Monteiro Breve, enfermeira acupunturista.

O Brasil está passando por uma transição demográfica e epidemiológica que está trazendo novas demandas para os serviços de saúde. *Para os grupos mais jovens, as repercussões principais decorrem da alta incidência de causas externas, com seu séquito de implicações assistenciais, tanto de urgência quanto de reabilitação física e psicológica.* Há um aumento da longevidade e um dos desafios colocados para as políticas públicas, diante da população idosa, é o fornecimento de serviços e benefícios que lhe permita uma vida condigna e ativa. Prevalecem doenças crônicas e degenerativas, tais como a hipertensão, as neoplasias, a artrose, o diabetes e a osteoporose, que exigem recursos terapêuticos especializados e medicamentos de uso contínuo.

Algumas soluções para os cuidados de saúde aos diferentes grupos populacionais dependem da implementação de programas de saúde específicos, que exigem o desenvolvimento de uma ampla base técnica e metodológica, que inclui a revisão de procedimentos e protocolos assistenciais, além da necessidade de recursos humanos em qualidade e quantidade adequados ao novo quadro epidemiológico do país.

Nesse sentido, todos os profissionais devem procurar rever suas práticas e instrumentos de trabalho.

Importantes questões relacionadas ao sedentarismo, a hábitos nutricionais, ao uso de drogas, ao comportamento sexual, enfim, ao estilo de vida, devem ser enfrentadas. Nestes tempos de mudanças rápidas e de muitas solicitações, há múltiplas dificuldades: a necessidade de acompanhar a globalização com todas as suas vantagens e desvantagens; estudar; ter mais de um emprego, porque nem sempre apenas um pode oferecer o nível financeiro que se julga ser merecedor; o trânsito intenso; as grandes distâncias; a falta de tempo para refeições adequadas; ansiedade... Tudo isso leva a um desequilíbrio energético, que de acordo com a Medicina Tradicional Chinesa (MTC), é o principal motivo de doenças.

A Portaria n. 971, de 03 de maio de 2006, aprovou a Política Nacional de Práticas Integrativas e Complementares, que diz respeito às ações destinadas a garantir às pessoas e à coletividade condições de bem-estar físico, mental e social como fatores determinantes e condicionantes da saúde. Estabelece a MTC como perspectiva da prevenção de agravos e da promoção e recuperação da saúde, com ênfase na atenção básica, voltada para o cuidado continuado, humanizado e integral em saúde. *Esta política atende, sobretudo, à necessidade de se conhecer, apoiar, incorporar e implementar experiências que já vêm sendo desenvolvidas na rede pública de muitos municípios e estados, entre as quais se destacam aquelas no âmbito da MTC (Acupuntura), da Homeopatia, da Fitoterapia, da Medicina Antroposófica e do Termalismo-Crenoterapia.*

A MTC inclui práticas corporais (Lian Gong, Chi Gong, Tui-Na, Tai Chi Chuan); *práticas mentais (meditação); orientação alimentar; e o uso de plantas medicinais (Fitoterapia Tradicional Chinesa), relacionadas à prevenção e agravos de doenças, promoção e recuperação da saúde.* Essas práticas corporais orientais, como o *Tai Chi Chuan*, *Tai Chi Pai Lin*, *Lian Gong*, *Chi Gong* e o *Tui-Na*, encontram-se frequentemente introduzidas nas Unidades Básicas e Saúde (UBS), especialmente as que contam com a Estratégia de Saúde da Família, e envolvem número significativo de enfermeiros. O trabalho conjunto entre MTC e a medicina convencional vem trazendo grandes avanços na saúde.

O Conselho Federal de Enfermagem (COFEN), na Resolução n. 326, de 10 de abril de 2008, publicada no Diário Oficial da União (DOU) em 05 de fevereiro de 2009, "autoriza o enfermeiro a usar autonomamente a Acupuntura em suas condutas profissionais, após a comprovação da sua formação técnica específica, perante o COFEN".

A equipe de enfermagem, segundo o Ministério da Saúde, representa 49,6% dos profissionais da área de saúde, que tem como diferencial o "olhar atento". Mais do que tratar, a enfermeira preocupa-se em cuidar do ser humano, e a equipe da enfermagem é a equipe da saúde que mais tempo permanece com os pacientes. Essa equipe é formada por auxiliares de enfermagem, profissionais de nível fundamental; por técnicos de enfermagem, de nível médio; e enfermeiros, que são profissionais de nível universitário e responsáveis pela equipe. Frequentemente, são esses profissionais os primeiros a atenderem as pessoas que não se sentem bem e procuram serviços ambulatoriais ou hospitalares dos diferentes níveis de assistência do sistema de saúde – USB, ambulatórios de especialidade, hospitais – ou outras instituições e setores que contam também com a presença de um profissional de enfermagem, como ambulatórios empresariais, escolas, clubes esportivos etc. Isso torna de fundamental importância que toda a equipe de enfermagem conheça a Acupuntura, um dos pilares da MTC, que se propõe a equilibrar a energia do paciente por meio de pontos específicos, localizados em uma rede de canais de energia denominados meridianos, distribuídos pelo corpo, e, mediante agulhas colocadas em determinados pontos, estabelece-se o reequilíbrio energético para a melhoria da qualidade de vida; e seu potencial de uso para assistência ao indivíduo e família, quer seja para utilizá-la, no caso dos enfermeiros habilitados para tal, ou para poder indicar sua aplicação para a melhoria da qualidade de vida de pessoas que procuram o serviço de saúde, seja público ou privado. Para ilustrar, serão apresentadas algumas situações a respeito das atividades de enfermagem e os benefícios que a sincronicidade com a Acupuntura trazem aos pacientes/clientes.

Como integrante da equipe de saúde, a equipe de enfermagem tem suas ações voltadas para a promoção da saúde, prevenção de doenças, recuperação da saúde e reabilitação. Para tanto, pode lançar mão de diferentes tecnologias e instrumentos de trabalho.

A Medicina Ocidental, em geral, atribui as doenças a fatores que se encontram no exterior do organismo, como agentes infecciosos, intoxicações, exposições às radiações, entre outras.

A Medicina Tradicional Chinesa atribui maior importância a fatores que emergem do interior do organismo. As emoções, os hábitos de vida, os fatores hereditários relacionados ao *Qi* ancestral e os hábitos alimentares são as principais causas das doenças. Até mesmo as doenças exteriores do tipo contagiosas também não são exteriores, porque, de acordo com a MTC, somente quem não tem seu *Qi* defensivo pleno (*wei qi*, "imunidade") é que desenvolve a doença. Então, doença é o resultado de um conjunto de causas que culminam em desarmonia e desequilíbrio.

A predominância de agravos decorrentes, dentre outras condições, de desequilíbrio energético por abuso alimentar, falta de exercícios físicos, abusos sexuais, falta de tempo para o lazer e para os hábitos familiares, abuso de álcool e de drogas, entre outros, que levam a um desequilíbrio funcional e o aparecimento de problemas como a hipertensão, obesidade, síndrome do pânico, depressão, alcoolismo, lombalgias, estresse, entre outras, constituem situações de enfrentamento cotidiano para a enfermagem. Constituem importante demanda nos serviços de saúde, seja nos ambulatórios ou nos hospitais, comprometendo o atendimento de emergências em prontos socorros de todos os níveis: isso quer dizer, exatamente, que, se nas USBs, porta de entrada do sistema de saúde, houvesse atendimento de Acupuntura para população em geral, um paciente com lombalgia crônica seria tratado na UBS e não teria que esperar horas em um pronto-socorro para receber uma medicação anti-inflamatória em uma unidade destinada a atender urgências e emergências, que é ao que se destina um pronto-socorro.

A Acupuntura tem, como um de seus objetivos, o de reequilibrar a energia do paciente e, assim, favorecer uma vida mais agradável, sem agitação ou depressão ou, ainda, sem irritação ou passividade.

Como já mencionado anteriormente, as áreas de atuação da enfermagem são muitas, desde sua atuação em *home care*, ambulatórios, hospitais, clínicas, programa Saúde da Família, USBs, enfermagem do trabalho, entre as mais conhecidas.

A atuação da enfermeira acupunturista em cada um desses locais pode ser bastante promissora tanto para sua realização profissional como para a recuperação e satisfação do paciente/cliente.

3.1 Áreas de Atuação da Enfermeira Acupunturista

3.1.1 *Home Care*

No *home care*, atendimento domiciliar a pacientes que deixaram o hospital por diversos motivos, mas que ainda necessitam de cuidados, a Acupuntura pode auxiliar na cicatrização de feridas, diminuição do estresse, na melhora da incontinência urinária, na melhoria de sua imunidade, melhoria do estado geral, entre outros.

3.1.1.1 Para melhorar a imunidade

B17 + B43

B17 – *Geshu*
Localização Anatômica: dorsal, encontra-se a um e meio *tsun* lateral a linha média, horizontalmente à margem inferior do processo espinhoso da sétima vértebra torácica.

Função energética: sua principal função é a de promover a harmonização e a tonificação do Qi e do sangue, mas também fortalece o *Yin Qi*, facilita a formação de *Jin Ye* e facilita a circulação de sangue.

Se for feita a combinação do B17 com o B43, haverá uma melhora geral da deficiência de *Qi* e de Sangue.

B43 – *Gao huang shu*

Localização Anatômica: dorsal, encontra-se a três *tsun* lateral à linha média, horizontalmente à margem inferior do processo espinhoso da quarta vértebra torácica.

Função energética: tonifica o *Qi* e o sangue em casos de exaustão e debilidade crônica que acontece depois de uma doença prolongada.

3.1.2 Unidades Básicas de Saúde – UBSs

As UBSs são o local adequado para introduzir o conhecimento da Acupuntura para a população usuária com orientações sobre alimentação equilibrada, exercícios físicos que atuam no corpo e na mente, como o *Tai Chi Chuan*, *Lian Gong* (como já existem em algumas unidades na cidade de São Paulo), e o atendimento com a Acupuntura das doenças já preconizadas pela Organização Mundial de Saúde (OMS).

3.1.2.1 Para melhorar a dor de cabeça causada por sinusite

IG4 + IG20 + B2

IG4 – *Hegu*

Localização Anatômica: no dorso da mão, encontra-se na metade do segundo metacarpo, entre o primeiro e o segundo osso metacarpiano ou em se fazendo uma adução do polegar, sobre a saliência muscular que se forma.

Função energética: proporciona a liberação do calor interno para a superfície do corpo, promove a desobstrução de *Qi* estagnado nos Canais de Energia, transforma a mucosidade.

B2 – *Zanzhu*

Localização Anatômica: na face, encontra-se na extremidade medial da sobrancelha, em uma reentrância óssea.

Função energética: promove a dispersão do vento e a drenagem do calor perverso, transforma a mucosidade.

IG20 – *Yingxiang*

Localização Anatômica: na face, encontra-se a meia distância entre o sulco nasolabial e a asa do nariz.

Função energética: promove a circulação de *Qi* do nariz, dissipa o vento e o calor perverso.

3.1.3 Saúde da Família

A estratégia Saúde da Família permite, além da assistência no domicílio e da identificação de dinâmica familiar, a identificação de um conjunto de causas que levam a problemas de saúde muitas vezes de mais de um membro do grupo familiar. Um exemplo: quando um dos membros da família é dependente químico, de álcool ou de drogas, além do doente, a família vai adoecendo com as ocorrências pelo uso abusivo de substâncias químicas, como brigas, pequenos roubos para sustentar a dependência, o desgaste de conviver com uma pessoa que se torna agressiva quando intoxicada, a perda do emprego e o estresse dessa convivência – isso tudo pode ser amenizado com o equilíbrio energético de todos os envolvidos, pois gera mais lucidez para a tomada de decisões necessárias.

3.1.3.1 Auriculopuntura para dependentes químicos

Shen Men – é um ponto analgésico, tranquilizante e anti-inflamatório. Está localizado no vértice do ângulo formado pela raiz inferior e raiz superior do anti-hélice.

Fígado – trata hepatite, colecistite, melhora a função do fígado, da vesícula biliar e do estômago.
Está localizado na concha cimba, a 1 mm da junção desta com o anti-hélice.

Estômago – trata o estômago, melhora náuseas e vômitos, facilita a digestão.
Está localizado no início da raiz da hélice, no limite entre a concha cimba e a cava.

Pulmão – trata, sobretudo, de doenças respiratórias, facilita o respirar e auxilia no tratamento de doenças dermatológicas.
Está localizado na concha cava, 1 mm acima do ponto do Coração (pulmão superior) e 1 mm abaixo do ponto do Coração (pulmão inferior).

Hipotálamo – regulariza o sono, melhora os distúrbios do metabolismo e a retenção de líquidos.
Está localizado abaixo da borda doantítrago, a 1 mm do ponto da Hipófise.

Ponto Hepático – (Fígado *Yang* 1 e 2) auxilia o ponto do Fígado nos tratamentos de hepatite, alucinações, colecistite e vasculite.
Está localizado na borda inferior do tubérculo da hélice, no mesmo nível do ponto *Shen Men* (Fígado *Yang* 1) e na borda superior do tubérculo da hélice (Fígado *Yang* 2).

Pontos da Hélice – regulam a temperatura, tratam a hipertensão, anti-inflamatórios. Juntos do Ponto Hepático, formam o total de 7.

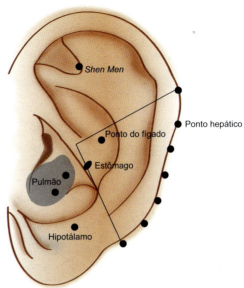

FIGURA 3.1 – Pontos para tratamento de dependentes químicos.

3.1.3.2 Acupuntura para o equilíbrio de familiares de dependentes químicos

Yin Tang + Pequeno Portal IG11- E36

Yintang

Localização Anatômica: na face, encontra-se na linha média anterior, no ponto médio entre as sobrancelhas.

Função energética: acalma o *Shen* e clareia a mente, elimina as energias perversas, vento e calor.

IG11 – *Quchi*

Localização Anatômica: no braço, encontra-se em uma reentrância na extremidade externa da prega de flexão do cotovelo, estando o cotovelo fletido a 90°.

Função energética: fortalece o sangue, harmoniza a Energia Essencial, regula a circulação de *Qi* e Sangue nos Canais de Energia, fortalece as articulações, elimina o vento perverso e a umidade, regula o *Qi* do pulmão.

E36 – *Zusanli*

Localização Anatômica: na perna, encontra-se a três *tsun* distais da patela e um *tsun* lateral à margem anterior da tíbia, entre os músculos tibial anterior e o extensor comum dos dedos.

Função energética: aumenta a Energia Essencial, faz circular o *Qi* e o Sangue, redireciona o *Qi* em tumulto, tonifica o *Wei Qi* e forma o *Jin Ye*, fortalece o *Qi* do Rim e do Pulmão.

A associação dos pontos IG11 e E36 é o que se chama de Pequeno Portal e constitui-se num meio muito eficaz de regulação geral da Energia, equilibrando e o *Yin* e o *Yang*, proporcionando a estabilidade do meio interno do organismo – o Alto e o Baixo.

3.1.4 Ambulatório

No ambulatório, local onde chegam pessoas com enxaquecas, lombalgias, tendinites, cistites, o tratamento com Acupuntura também tem se mostrado muito eficaz.

3.1.4.1 Tendinite

Combinação de IG11 + B11 + ID11

IG11 – *Quchi*

Localização Anatômica: no braço, encontra-se em uma reentrância na extremidade externa da prega de flexão do cotovelo, estando o cotovelo fletido a 90°.

Função energética: fortalece o sangue, harmoniza a Energia Essencial, regula a circulação de *Qi* e Sangue nos Canais de Energia, fortalece as articulações, elimina o vento perverso e a umidade, regula o *Qi* do Pulmão, relaxa a tensão muscular e alivia a dor.

ID11 – *Tianzong*

Localização Anatômica: dorsal, encontra-se no centro da fossa infraespinhosa da escápula, formando um triângulo isósceles com o ID9 e o ID!0.

Função energética: promove a circulação de *Qi*, relaxa músculos e tendões.

B11 – Dazhu

Localização Anatômica: dorsal, encontra-se a um e meio *tsun* lateral ao processo espinhoso da primeira vértebra dorsal, onde se localiza o VG13.

Função energética: harmoniza o *Qi* dos vasos sanguíneos, dos tendões e das articulações.

3.1.5 Unidades Ambulatoriais Especializadas

Nas Unidades Ambulatoriais Especializadas, como os Centros de Apoio psicossocial, o uso da Acupuntura para o atendimento de dependentes químicos tem se mostrado eficaz para o bem-estar do usuário e a ajuda necessária para o período de desintoxicação.

No período da desintoxicação, acontece a Síndrome de Abstinência, que acomete 70% a 90% dos dependentes e é caracterizada por tremores, insônia, agitação e inquietação psicomotora, náuseas e vômitos, sudorese e dores musculares, entre outros sinais e sintomas.

Todas as queixas citadas anteriormente poderão ser minimizadas com a aplicação dos seguintes pontos:

IG11 + E36, *Yin Tang*, VG20, F2, VB38, F3, VC18.

Utilizar o Pequeno Portal, que proporciona a homeostase corporal, associado com *Yin Tang*, que clareia a mente e melhora a agitação, VG20 que acalma o *Yang* e diminui a inquietação, o ponto F2, sedação do Fígado e o VB38, sedação de Vesícula Biliar, o ponto F3, que faz fluir o fluxo de *Qi* nos meridianos e o ponto VC18, que tem como característica ser o ponto de concentração da energia do Fígado e melhora náuseas e vômitos e diminui a opressão no peito, farão que o paciente sinta-se reconfortado e pronto para enfrentar esse período difícil da desintoxicação.

Yin Tang
Localização Anatômica: na face, encontra-se na linha média anterior, no ponto médio entre as sobrancelhas.
Função energética: acalma o *Shen* e clareia a mente, elimina as energias perversas vento e calor.

IG11 – *Quchi*
Localização Anatômica: no braço, encontra-se em uma reentrância na extremidade externa da prega de flexão do cotovelo, estando o cotovelo fletido a 90º.
Função energética: fortalece o sangue, harmoniza a Energia Essencial, regula a circulação de *Qi* e Sangue nos Canais de Energia, fortalece as articulações, elimina o vento perverso e a umidade, regula o *Qi* do Pulmão.

E36 – *Zusanli*
Localização Anatômica: na perna, encontra-se a três *tsun* distais da patela e um *tsun* lateral à margem anterior da tíbia, entre os músculos tibial anterior e o extensor comum dos dedos.
Função energética: aumenta a Energia Essencial, faz circular o *Qi* e o Sangue, redireciona o *Qi* em tumulto, tonifica o *Wei Qi* e forma o *Jin Ye*, fortalece o *Qi* dos Rim e do Pulmão.

A associação dos os pontos IG11 e E36 é o que se chama de Pequeno Portal e constitui-se num meio muito eficaz de regulação geral da Energia, equilibrando e o *Yin* e o *Yang*, proporcionando a estabilidade do meio interno do organismo – o Alto e o Baixo.

VG20 – *Baihui*

Localização Anatômica: no topo da cabeça, na intersecção da linha mediana do corpo com a linha que parte do eixo vertical das duas orelhas.

Função energética: acalma o *Shen* e as emoções e clareia a mente, relaxa músculos e tendões, dispersa o vento interno do Fígado, circula o *Qi* do Fígado, remove e dispersa o excesso de *Yang* dos Canais de Energia *Yang*.

F2 – *Xingjian*

Localização Anatômica: encontra-se no dorso do pé, entre o primeiro e segundo dedo, na linha no qual a pele muda de cor, entre a região plantar e dorsal.

Função energética: Acalma o *Shen,* dissipa o *Yang* excessivo do Fígado e o Calor do Sangue, fortalece o *Qi* do Sangue, faz circular o *Qi* estagnante, harmoniza o *Qi* do Sangue.

F3 – *Taichong*

Localização Anatômica: encontra-se no dorso do pé, entre o primeiro e segundo dedo, a um e meio *tsun* posterior ao F2.

Função energética: relaxa músculos e tendões, harmoniza e tonifica o *Qi* do Fígado e do Sangue, harmoniza o *Qi* e o *Qi* da Vesícula Biliar, redireciona o *Qi* em tumulto contracorrente, faz limpeza do Fogo do Fígado e do Calor, refresca o sangue.

VB38 – *Yangfu*

Localização Anatômica: na perna, encontra-se na margem lateral da fíbula, quatro *tsun* proximal à ponta do maléolo lateral.

Função energética: harmoniza o *Qi* da Vesícula Biliar, dispersa o vento e a umidade calor.

VC18 – *Yutang*

Localização Anatômica: encontra-se na linha mediana do tórax, sobre o osso esterno, na altura do terceiro espaço intercostal.

Função energética: ponto de concentração de Energia do Fígado, alivia a opressão torácica, facilita a respiração.

3.1.6 Hospitais

Nos hospitais, pode-se enumerar diferentes situações para a utilização da Acupuntura, como a internação de paciente para a cirurgia. Este está estressado, com medo e incertezas que são compreensíveis, pois sabe que vai ser "cortado", vai estar inconsciente e, por isso, perde o controle da situação e de sua própria vida. Todas essas emoções vão lhe causar uma desarmonia e, consequentemente, um desequilíbrio. Essa situação poderá ser minimizada com o uso de Acupuntura, que, em apenas vinte minutos, poderá reequilibrar o paciente e deixá-lo calmo e pronto para enfrentar a cirurgia.

3.1.6.1 Equilíbrio energético

Pequeno portal – IG11 + E36 + *Yin Tang*

Yin Tang
Localização Anatômica: situa-se na linha média anterior da face, a meia distância entre as sobrancelhas.
Função energética: elimina a energia perversa, vento e calor, acalma o *Shen* e clareia a mente.

IG11 - *Quchi*
Localização Anatômica: situa-se em uma reentrância na extremidade da prega de flexão do cotovelo.

E36 - *Zusanli*
Localização Anatômica: situa-se a três *tsun* distal ao E35 e a um *tsun* lateral à margem anterior da tíbia, entre os músculos tibial anterior e o extensor comum dos dedos.

O pequeno portal energético faz a regulação geral de energia, harmonizando o Alto e o Baixo, o *Yin* e o *Yang*.

Outra utilização da Acupuntura é na volta do paciente da cirurgia, quando a dor pós-operatória poderá ser minorada com a utilização de alguns pontos de Acupuntura, que fazem energias específicas de cicatrização circular no organismo e, assim, acalmar o paciente.

3.1.6.2 Para melhorar a dor e promover a cicatrização

P9 – *Taiyuan* – Mestre dos Vasos

Localização Anatômica: no braço, encontra-se na face distal do punho, na prega de flexão mais distal do punho e na margem lateral da artéria radial.

Função energética: ponto de abertura dos vasos sanguíneos, regula e harmoniza o *Qi* do Pulmão, transforma a mucosidade e a umidade calor, dispersa a estagnação de *Qi* alojado no Canal de energia, descongestiona o tórax, harmoniza o *Qi* em tumulto.

CS6 – *Neiguan*

Localização Anatômica: no braço, encontra-se a dois *tsun* proximal à prega de flexão do punho, na face anterior do antebraço, entre os tendões dos músculos palmar longo e flexor radial do carpo.

Função energética: harmoniza a Energia Essencial, acalma o *Shen*, o *Qi* do Coração e clareia a mente, harmoniza e tonifica o *Qi* e o Sangue do Coração, harmoniza o *Qi* do Estômago e do Tórax.

BP6 – *Sanyinjiao*

Localização Anatômica: perna, encontra-se a três *tsun* proximal à extremidade do maléolo medial, na margem distal da tíbia.

Função energética: fortalece o *Qi* dos três *Yin* do pé (F, R, BP), tonifica o *Qi* e o Sangue, harmoniza a via das águas, harmoniza o *Qi* do Fígado, Rim e Essência, dissolve a umidade e a umidade calor, drena a umidade e a umidade frio.

3.1.7 Clínicas de Especialidades

Nas Clínicas de Especialidade, as de dermatologia ou de cirurgia plástica, por exemplo, estão sendo beneficiadas com muitos estudos que estão sendo feitos sobre pontos de Acupuntura para a melhora de doenças da pele ou para a diminuição das marcas de expressão por meio deles.

Com a introdução de agulhas em pontos específicos da face, existe uma liberação energética que melhora a nutrição deste local, melhorando o aspecto, o tônus muscular e a aparência.

A utilização de eletroestimulação na face exige o conhecimento dos músculos agônicos e antagônicos e de grupos musculares agônicos, antagônicos e sinérgicos e não serão citados; menciona-se apenas o uso de agulhas, que, por si só, estimulam pontos do rosto, provocando uma liberação de substâncias que favorecem a liberação de colágeno e elastina, e, consequentemente, minimizam marcas de expressão.

3.1.7.1 Pontos para suavizar marcas de expressão

VB14, *Yuyau*, B2, *Yin Tang*, TA23, VB1, E3, E4, E7.

VB14 – *Yangbai*
Localização Anatômica: face, um *tsun* acima do ponto médio da sobrancelha. Está sobre o músculo frontal que é o levantador da sobrancelha.
Função energética: aumenta a circulação de *Qi* nos canais de energia, clareia a visão.

Yuyau – Ponto Extra
Localização Anatômica: face, em uma reentrância óssea, no ponto médio da sobrancelha, numa vertical que passa pela pupila.
Função energética: transforma o edema, relaxa os tendões.
Está sobre o músculo corrugador superciliar que puxa a sobrancelha para baixo e medialmente.

B2 – *Zanzhu*

Localização Anatômica: na face, encontra-se na extremidade medial da sobrancelha, em uma reentrância óssea. Está sobre o músculo corrugador superciliar que puxa a sobrancelha para baixo e medialmente.

Função energética: promove a dispersão do vento e a drenagem do calor perverso, transforma a mucosidade.

Yin Tang – ponto extra

Localização Anatômica: na face, encontra-se na linha média anterior, no ponto médio entre as sobrancelhas. Encontra-se sobre o músculo piramidal.

Função energética: acalma o *Shen* e clareia a mente, elimina as energias perversas, vento e calor.

TA23 – *Sizhukong*

Localização Anatômica: face, na extremidade externa da sobrancelha, em uma depressão óssea.

Função energética: clareia a visão, faz limpeza do calor da cabeça e da face. Leva energia para o local onde se formam os "pés de galinha".

VB1 – *Tongziliao*

Localização Anatômica: face, encontra-se a meio *tsun* lateral ao canto externo do olho.

Função energética: faz circular o *Qi* no canal de energia, clareia a visão. Leva energia para o local onde se formam os "pés de galinha".

E3 – *Juliao*

Localização Anatômica: na face, encontra-se lateralmente ao sulco nasolabial, no cruzamento da linha horizontal que passa pela margem inferior da narina com a linha vertical traçada na altura da pupila. Está sobre o músculo elevador do lábio superior.

Função energética: ativa a circulação de *Qi* e Sangue nos Canais de Energia, relaxa o *Qi* dos músculos faciais.

E4 – *Dicang*

Localização Anatômica: face, encontra-se a quatro décimos de *tsun* do canto da boca, na linha perpendicular que passa pela pupila. Está sobre o músculo risório de Santorini.

Função energética: regula a circulação de *Qi* e remove a obstrução de *Qi* dos canais de energia, relaxa o *Qi* dos músculos da face.

E7 – *Xiaguan*

Localização Anatômica: na face, encontra-se em uma incisura na mandíbula em uma reentrância que se forma quando se fecha a boca.

Função energética: dispersa o vento, melhora as funções do ouvido e da articulação temporomandibular. Melhora a flacidez muscular facial.

3.1.8 Empresas

Nas Empresas, o equilíbrio do funcionário vai colocá-lo em vigília, evitando acidentes. O tratamento das lombalgias, juntamente dos esclarecimentos ergonômicos, o tratamento das enxaquecas, muitas vezes decorrentes de discussões com chefes ou companheiros de trabalho, são atividades que ajudarão a diminuir o absenteísmo e melhorar a produtividade.

3.1.8.1 Lombalgia

ID3 + B62, VB34, B23, F3, B60, R3, BP6.
ID3 com B62 é o Vaso Maravilhoso Motor que melhora a locomoção.

ID3 – *Houxi*

Localização Anatômica: na mão, encontra-se na extremidade da prega ventral, próximo à articulação metacarpofalangiana, na qual ocorre a mudança de cor da pele entre a região palmar e dorsal da mão.

Função energética: faz a dispersão do *Qi* estagnado nos Canais Tendino Musculares, harmoniza o *Qi* do *Du Mai*, libera energia perversa do interior para o exterior, tranquiliza a mente.

B62 – *Shenmai*

Localização Anatômica: no pé, encontra-se a meio *tsun* distal ao maléolo lateral, em uma reentrância óssea do calcâneo.

Função energética: relaxa músculos e tendões, acalma o *Shen* e fortalece o *Qi* do Cérebro, dispersa o vento e o frio perverso, faz limpeza do calor e do fogo.

VB34 – *Yanglingquan*

Localização Anatômica: na perna, encontra-se no terço superior da face lateral da perna, em uma reentrância muscular localizada abaixo e em frente da cabeça da fíbula.

Função energética: relaxa e fortalece os tendões e os músculos, fortalece os ossos e o joelho, regula a mobilidade das articulações, ativa a circulação de sangue nos Canais de Energia.

B23 – *Shenshu*

Localização – dorsal, encontra-se a um e meio *tsun* lateral a linha média, na horizontal traçada abaixo do processo espinhoso da segunda vértebra lombar.

Função energética: tonifica o *Qi* dos Rins, a Essência e o *Yuan Qi*, aumenta a energia da água dos Rins, fortalece o *Qi* do Cérebro e da Audição.

F3 – *Taichong*

Localização – no pé, encontra-se no espaço interósseo entre o primeiro e segundo metatarso, a um e meio *tsun* posterior ao F2.

Função energética: relaxa músculos e tendões, harmoniza e tonifica o *Qi* do Sangue, do Fígado e da Vesícula Biliar, redireciona o *Qi* em tumulto contracorrente, dispersa a umidade calor, faz a limpeza do fogo do fígado e do calor, refresca o sangue.

B60 – *Kunlun*

Localização Anatômica: na perna, encontra-se a meia distância entre o maléolo lateral e o tendão do calcâneo.

Função energética: relaxa músculos e tendões, fortalece o *Qi* dos Rins, harmoniza a circulação de *Qi* e Sangue nos Canais de energia, remove as obstruções dos canais de energia.

R3 – *Taixi*

Localização Anatômica: na perna, encontra-se a meia distância entre a parte mais saliente do maléolo medial e o tendão do calcâneo.

Função energética: tonifica o *Qi* dos Rins, nutre o *Qi*, o Sangue e a Essência, fortalece o cérebro, aquece o frio.

BP6 – *Sanyinjiao*

Localização Anatômica: perna, encontra-se a três *tsun* proximal à extremidade do maléolo medial, na margem distal da tíbia.

Função energética: fortalece o *Qi* dos três *Yin* do pé (F, R, BP), tonifica o *Qi* e o Sangue, harmoniza a via das águas, harmoniza o *Qi* do Fígado, Rim e Essência, dissolve a umidade e a umidade calor, drena a umidade e a umidade frio.

3.1.9 Enfermagem na Geriatria

A Enfermagem na Geriatria tem conhecimento de que a terceira idade é o grupo populacional que mais cresce, especialmente nos países desenvolvidos. O organismo do idoso tem menor capacidade de adaptação e demora mais tempo para recuperar-se. A incidência de algumas doenças é maior em pessoas com mais de 60 anos.

A MTC apregoa que, para manter a saúde, deve-se ter uma vida regulada, com quantidade adequada de trabalho, repouso, sem excessos alimentares, de álcool ou de sexo, prática de exercícios regulares, manter o espírito calmo, atitude perante a vida e o esforço de adaptar-se às mudanças climáticas – tudo isso faz que o idoso tenha um envelhecimento saudável.

A Acupuntura vai ser coadjuvante dessas atitudes e melhorar sintomas, como a dor, a ansiedade, as irregularidades do sono, às vezes, a depressão, gastrite, incontinência urinária, entre outras.

3.1.10 Enfermagem no Cuidado da Pessoa Obesa

Como já descrito anteriormente, a não observação de itens básicos para a saúde, como falta de alimentação regrada, o uso abusivo de substâncias tóxicas, como álcool e tabaco, o sedentarismo, a ansiedade, o estresse, a competitividade trazem uma insatisfação à pessoa, que tenta compensar essa desarmonia "presenteando-se" com doces diversos, pratos pesados e calóricos, que, fatalmente, levam-na à obesidade, que já está sendo considerada um problema de saúde pública, tanto em países desenvolvidos como em países em desenvolvimento.

As orientações quanto à necessidade de exercícios físicos regulares, a explicação sobre dietas hipocalóricas, a introdução do hábito de beber água e a introdução da Acupuntura para o equilíbrio energético são cuidados de enfermagem que ajudam o paciente obeso a sentir-se bem e equilibrado, e, por isso, diminuir a quantidade de alimentos ingeridos, consequentemente, conseguindo emagrecer.

Esse emagrecimento é duradouro, sem aquele "efeito sanfona", porque mantém a pessoa equilibrada.

3.1.10.1 Pontos para ajudar no emagrecimento

BP4 E34 juntos, proporcionam sensação de saciedade, diminui o apetite. BP6, BP9, VC9, CS6.

BP4 – Gongsun
Localização Anatômica: encontra-se na face medial do pé, em uma depressão óssea distal à base do primeiro metatarso, entre a região plantar e dorsal.
Função energética: acalma o *Shen* e clareia a mente, harmoniza o *Qi* do Estômago e dos aquecedores médio e inferior, dissolve a umidade e a umidade calor do Baço-Pâncreas e do Estômago, harmoniza e fortalece o *Qi* do Baço-Pâncreas.

E34 - Liangqiu
Localização Anatômica: perna; situa-se a dois *tsun* proximal à vertical que passa no ângulo lateral da base da patela.
Função energética: fortalece e circula o *Qi* do Estômago, promove limpeza do canal de Energia *Yang Ming*.

BP6 – Sanyinjiao
Localização Anatômica: perna; encontra-se a três *tsun* proximal à extremidade do maléolo medial, na margem distal da tíbia.
Função energética: fortalece o *Qi* dos três *Yin* do pé (F, R, BP), tonifica o *Qi* e o Sangue, harmoniza a via das águas, harmoniza o *Qi* do Fígado, Rim e Essência, dissolve a umidade e a umidade calor, drena a umidade e a umidade frio.

CS6 – Neiguan
Localização Anatômica: braço; encontra-se a dois *tsun* proximal à prega de flexão do punho, na face anterior do antebraço, entre os tendões dos músculos palmar longo e flexor radial do carpo.

Função energética: harmoniza a Energia Essencial, acalma o *Shen*, o *Qi* do Coração e clareia a mente, harmoniza e tonifica o *Qi* e o Sangue do Coração, harmoniza o *Qi* do Estômago e do tórax.

BP9 – *Yinlingquan*

Localização Anatômica: perna, encontra-se em uma reentrância óssea sob a margem inferior do côndilo tibial medial e o músculo gastrocnemio da perna.

Função energética: harmoniza, tonifica e aquece o *Qi* do Baço-Pâncreas, harmoniza o *Qi* do Estômago, do Aquecedor inferior, da Bexiga e da vias das águas, dissolve a umidade e a umidade calor, remove a obstrução de *Qi* do Triplo Aquecedor.

VC9 – *Shuifen*

Localização Anatômica: ventral – encontra-se no abdome, na linha média, a um *tsun* proximal à cicatriz umbilical.

Função energética: harmoniza o *Qi* do Baço-Pâncreas, harmoniza a via das águas e faz sua circulação, aquece o frio e dispersa a umidade.

Todos os pontos sugeridos são específicos para o agravo de saúde citado; porém, para que haja um total benefício ao usuário da Acupuntura, é necessário que se faça o equilíbrio energético do paciente por meio do ajuste das desarmonias encontradas nos pulsos e na língua.

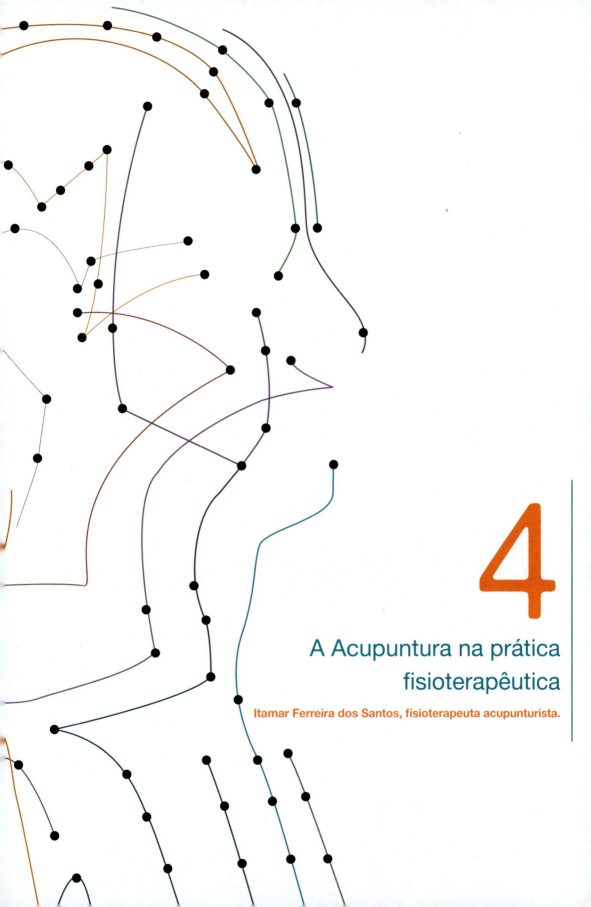

4

A Acupuntura na prática fisioterapêutica

Itamar Ferreira dos Santos, fisioterapeuta acupunturista.

A sociedade e o meio estão mudando continuamente, e os profissionais de saúde têm o constante desafio de enfrentar as exigências que se lhes apresentam. Em 1978, na Alma-Ata na União das Repúblicas Socialistas Soviéticas, a World Health Organization (WHO) (Organização Mundial de Saúde) declarou:

> A grande desigualdade existente no estado de saúde das pessoas, particularmente entre os países desenvolvidos e em desenvolvimento, é política, social e economicamente inaceitável e, por isso, é uma preocupação comum de todos os países.

Os tipos de iniciativas como o acima exposto são relevantes para os profissionais de saúde, e os fisioterapeutas devem desempenhar um papel muito importante em muitos desses desenvolvimentos.

Com o decorrer dos anos, os padrões de doenças mudaram tanto em diferentes países como em todo o mundo. Algumas doenças foram erradicadas ou tiveram a gravidade reduzida, como resultado de melhor atendimento de saúde e de educação. Contudo, a desigualdade na provisão de saúde significa que alguns países não têm o mesmo grau de sucesso na redução de doenças do que outros.

Existem outras razões para as alterações nos padrões de doenças e traumatismos, como as mudanças no meio ambiente, que podem ser naturais ou construídas pelo homem. O aumento populacional e a crescente afluência em certos países podem levar ao desenvolvimento de outros problemas de saúde: por exemplo, o maior volume de tráfego rodoviário aumentou o número de acidentes de automóvel e as lesões consequentes; mais pessoas participam de atividades esportivas, que resultam em mais lesões dos esportes.

Em contrapartida, as medidas preventivas e a educação sanitária tiveram êxito na redução da incidência de algumas doenças e lesões. Por exemplo, as práticas profissionais com maior segurança diminuíram o número de pessoas lesadas pelo trabalho na indústria pesada. Essas são apenas algumas das mudanças que estão acontecendo ou aconteceram, com os efeitos consequentes nos serviços de reabilitação. As alterações na tecnologia médica e no melhor atendimento de saúde, em certos casos, aumentaram as demandas da profissão de fisioterapeuta.

Houve várias alterações na política do serviço de saúde que alteraram o modo pelo qual os serviços de Fisioterapia são organizados. O atendimento à comunidade aumentou com a consequente necessidade da Fisioterapia. O fisioterapeuta de uma comunidade ajuda a monitorizar os pacientes que tiveram alta, para garantir que eles mantenham o nível de atividade física e que eles progridam para um nível ótimo de independência.

O advento do encaminhamento direto pelo clínico geral e outras especialidades aumentou a demanda de fisioterapia, particularmente nos departamentos ambulatoriais. O fisioterapeuta é reconhecido como um profissional de saúde para o qual os outros profissionais de saúde encaminham pacientes para avaliação e aconselhamento.

O fisioterapeuta decide se o tratamento é necessário, qual o tipo, como deve ser alterado e progredir, quando deve ser interrompido. O fisioterapeuta faz parte de uma equipe de saúde preocupada com o tratamento geral do paciente e, consequentemente, deve compreender o papel de outros profissionais de saúde. Ele deve ser capaz de comunicar-se com eles, de modo que a fisioterapia seja apropriada e complemente o tratamento geral. Esse tratamento deve ser analisado no contexto de outros serviços que podem ser necessários.

Hoje, a Fisioterapia se impõe e caracteriza-se em uma profissão de variadas especialidades, como Ortopedia, Dermatofuncional, Neurologia, Cardiopneumo, Acupuntura e outras mais, o que vem especificando cada vez mais sua linha de atuação. Verifica-se, na prática clínica, a possibilidade do fisioterapeuta acupunturista poder atuar também em conjunto com os demais especialistas fisioterapeutas, com o propósito de potencializar ainda mais os efeitos das propostas fisioterapêuticas com a adição da Acupuntura.

Este capítulo é mais uma maneira de contemplar e mostrar a importância que o fisioterapeuta tem e deve ter dentro de uma equipe multidisciplinar de saúde, bem como as possibilidades de sua atuação na prática da Acupuntura e, dada à imensidão de conhecimentos específicos que norteiam a fisioterapia, procurou-se dar um direcionamento aos problemas ortopédicos, muito comuns em ambulatórios públicos, clínicas particulares e atendimentos domiciliares.

Para justificar o uso da Fisioterapia como uma parte essencial do tratamento geral de um paciente, o fisioterapeuta deve ser capaz de demonstrar a efetividade e a eficiência do tratamento. A proximidade das relações entre terapeuta-paciente, no caso do fisioterapeuta, passa a ser de fórum muito íntimo, por conta das necessidades que fazem o paciente requisitar a atuação muito próxima do fisioterapeuta, de modo a promover a resolutividade de seu problema.

Essa proximidade dá-se mais forte ainda com a introdução do fisioterapeuta acupunturista; por conta da visão mais abrangente deste profissional, pois se faz a necessidade de um inquirimento, ao mesmo tempo, mais amplo e detalhado, e da necessidade de observar o momento histórico, social e psíquico do paciente, bem como os sinais e sintomas relatados pelos mesmos, e, conforme o caso, até por seus familiares. Os problemas psicológicos e sociais normalmente estão ligados a doenças e ou a lesões; assim, as relações interpessoais entre o terapeuta e o paciente, a capacidade de comunicação, a motivação do paciente, a gravidade da doença ou da lesão e o prognóstico serão fatores importantes.

O fisioterapeuta acupunturista, diferentemente do fisioterapeuta acadêmico, deverá fazer uso de conhecimentos não habituais e não tão importantes na anamnese formalmente realizada. Deverá focar seu interrogatório em fatores como clima, estações do ano, frio, calor, vento, umidade, qualidade do sono, preferências alimentares, sede, odor e características da urina e das fezes, a animosidade, a característica da dor, e, até mesmo, as especificidades ginecológicas.

Pensar que os fatores acima expostos podem exercer uma influência direta nas patologias ortopédicas conhecidas pode vir a provocar dúvidas em todo o conhecimento acadêmico adquirido, ou mesmo perplexidade e incredulidade na possibilidade de ser verdade. Tal abordagem pode vir a ser um grande diferencial na proposta de tratamento com acupuntura e, até mesmo, a acupuntura associada à Fisioterapia.

O corpo humano fica constantemente exposto às intempéries, e estas têm uma tendência a se alojarem nas articulações, de modo a promover dor, sensibilidade ou formigamento dos músculos, tendões e juntas. A invasão externa de Vento, Frio ou Umidade, é provavelmente a mais universal de todas as doenças, afetando praticamente todos os indivíduos em algum momento da vida.

Na Medicina Chinesa, chamam-na de síndrome *Bi*, que significa dor, sensibilidade ou formigamento, provenientes de obstrução na circulação do *Qi* (Energia) e *Xue* (Sangue) nos Meridianos, causados por invasão externa de Vento, Frio ou Umidade.

A invasão dos fatores climáticos externos ocorre em virtude de uma deficiência pré-existente e temporária do *Qi* e de *Xue* do corpo, que permite que o Vento, o Frio e a Umidade penetrem no espaço existente entre a pele e os músculos.

Portanto, num determinado momento, a força relativa dos fatores climáticos patogênicos e do *Qi* do corpo é crucial para a ação desses fatores climáticos no organismo. Isso explica porque é possível ser exposto a fatores climáticos diariamente por longos períodos, sem desenvolvermos a síndrome *Bi*, e somente quando os fatores climáticos são relativamente mais fortes que o *Qi* do corpo, é que se tornam patogênicos.

Com relação ao fluxo de *Qi*, as articulações são áreas importantes de convergência de *Qi* e *Xue*. Por meio delas, o *Yin* e o *Yang* do *Qi* encontram-se, o Exterior e o Interior convergem, assim como o *Qi* e o *Xue* entra e sai. As articulações também são os locais nos quais os fatores patogênicos convergem, depois de penetrarem nos Meridianos, causando obstrução do fluxo de *Qi* e, consequentemente, estagnação local de *Qi* e *Xue*.

A instalação do agente patógeno resolutividade exógeno também pode vir a ser facilitada quando essas articulações forem submetidas a uma situação de trauma ou lesão, decorrentes de repetida utilização, de pós-operatório e estresse articular. Dessa forma, as articulações encontram-se em momento de fraqueza, decorrente da deficiência de *Qi* e *Xue*, permitindo o estabelecimento do patógeno.

Dessa forma, verifica-se na prática clínica que, as lesões e patologias conhecidas por nós no Ocidente, por proporcionar momentos de deficiência, e, o organismo como um todo, quando diminui seu estado imunológico (*Zheng Qi*), facilitam a penetração dos agentes patógenos exógenos, isto é, o Vento, o Frio, Umidade (calor – quando da transformação dos agentes anteriormente citados), e comumente a associação destes, fazendo que a patologia se agrave e fique caracterizada pela especificidade de cada fator climático.

Tendo em vista a necessidade de uma observação mais detalhada com relação às dores apresentadas pelo paciente, seguem-se as características próprias de cada intempérie, que, quando em excesso, torna-se um agente patógeno exógeno dentro do organismo.

4.1 Características dos agentes patógenos exógenos

4.1.1 Vento

- Dor migratória em uma ou várias articulações simultaneamente;
- limitação dos movimentos;

- febre;
- calafrio;
- pulso superficial tenso;
- saburra fina branca.

Pontos para tratamento:

Du-16 + VB20 (expelem o Vento); B-17 (*Shu* do diafragma, influente no *Xue*); BP-10 (Mar do *Xue*, regula o *Xue*); B-12 (Porta do Vento, cruzamento dos canais da Bexiga e *Du Mai*, dispersa Vento).

4.1.2 Frio

- Dor pungente, localizada e intensa;
- dor que piora com o frio;
- dor que melhora com o calor;
- inchaço (sem rubor nem calor);
- limitação dos movimentos;
- pulso de corda ou tenso;
- saburra branca fina.

Pontos para tratamento:

B-23 (*Shu* do Rim); *Du*-4 (*Mingmen*); *Ren*-4 (cruzamento dos Canais *Ren*, Baço-Pâncreas, Fígado, Rim), *Ren*-6 (tonifica o *Yang* do Rim, e de uma forma geral); *Ren*-8 (moxabustão Indireta com sal e gengibre, fortalece o Fogo do Rim e alivia a dor por Frio).

4.1.3 Umidade

- Sensação de peso;
- dormência;

- limitação de movimentos;
- dor localizada que piora com o tempo úmido;
- inchaço;
- deformação articular;
- pulso escorregadio ou mole;
- saburra gordurosa branca.

Pontos para tratamento:
BP-3 (ponto *Yuan*); BP-9 (ponto *He*, Mar, Água); E-36 (ponto *He*, Mar, Terra); B-11 (ponto influente nos ossos, trata a deformação óssea); VB-39 (ponto influente na medula óssea); B-20 (ponto *Bei Shu* de Baço).

4.1.4 Calor

- Artralgia repentina com inflamação intensa (calor, rubor, inchaço, impotência funcional);
- sensação queimante;
- febre;
- dor de garganta;
- sede;
- sudorese profusa;
- pulso escorregadio rápido;
- saburra amarela.

Pontos para tratamento:
Du-14 (cruzamento de *Du Mai* com os 6 Canais *Yang*); IG-11 (ponto *He*, Mar, elimina Calor); E43 e E44 (Ponto Rio e Manancial, elimina Calor); R-6 (elimina Calor geral do corpo).

4.2 Patologias comuns e tratamentos possíveis

A seguir, serão apresentadas algumas patologias que comumente aparecem para tratamento nos ambulatórios e consultórios de fisioterapia, as quais se pode associar a acupuntura com a prática acadêmica da fisioterapia.

4.2.1 Cabeça

4.2.1.1 Disfunção da articulação temporomandibular

A articulação temporomandibular (ATM) é a articulação que une a mandíbula ao crânio. Está localizada na frente do ouvido e é utilizada no momento da fala, da mastigação e de engolir. Caracteriza-se por dor de cabeça na região temporal ao acordar ou, no final da tarde, sensação de rosto cansado, limitação de abertura bucal, dor ao mastigar, estalos na ATM, zumbido.

Proposta de Tratamento:
VB2, VB3, E7, E6, ID19, IG4, VB34, TA17, TA21.

4.2.2 Pescoço

4.2.2.1 Lesão em chicotada

É uma lesão das vértebras cervicais e dos tecidos moles adjacentes que ocorre em decorrência de um empurrão súbito ou por aceleração e desaceleração da cabeça.

Proposta de Tratamento:

B10, VG9, VG14, VG16, ID16, ID15, VB20, B17, BP10, B20, *Huatohaji*.[1]

4.2.2.2 Torcicolo

Forma de distonia (contrações musculares prolongadas) que produz contração involuntária dos músculos do pescoço, fazendo com que a cabeça fique em uma posição não natural.

Proposta de Tratamento:

B10, B60, VB20, VG16, ID3, ID6, ID7, VB34, VB39, BP10, B17, B20, *Luozhen*.[2]

4.2.2.3 Síndrome do desfiladeiro torácico

É a compressão do feixe vasculonervoso num estreito triângulo formado pelos músculos escaleno anterior e médio e a primeira costela.

Proposta de Tratamento:

R6, R27, VC21, IG4, E9, E10, E11, E12, E13, BP10, B17, B20.

---

[1] Pontos distribuídos dos dois lados da primeira vértebra cervical à quinta lombar, 0,5 *tsun* lateral ao processo espinhoso de cada vértebra.
[2] Ponto localizado no dorso da mão, a 0,5 *tsun* da extremidade distal do segundo e terceiro metacarpos e entre estes dois ossos.

4.2.3 Ombro

4.2.3.1 Tendinite biceptal

É a inflamação da bainha sinovial do tendão da porção longa do bíceps, no ponto em que ela muda de direção: no sulco biceptal.

Proposta de Tratamento:
IG11, IG14, IG15, P5, P9, VB34, F3, TA13, *Naoshang*,[3] *Jianneilling*.[4]

4.2.3.2 Tendinite do supraespinhoso

Também conhecida como síndrome do impacto, é ocasionada pela compressão das fibras do supraespinhoso pelo acrômio ao realizar a abdução do braço acima de 45°. Frequentemente, é acompanhada de bursite subacromial, em decorrência do extravasamento de exsudato para o interior da bursa.

Proposta de Tratamento:
IG11, IG15, IG16, ID2, ID9, ID10, ID12, ID13, ID14, VB34, VB21, B17, BP10, F3, TA14, TA15.

4.2.3.3 Ombro congelado

Também conhecido como capsulite adesiva. Associado a diversas doenças, em que o ombro fica mantido em repouso prolongado: diabetes, artrites inflamatórias, doenças da tireoide, AVCs, cirurgia prévia etc. A cápsula fica

---
[3] Ponto localizado na face lateral do braço, no meio do músculo deltoide.
[4] Ponto localizado a meia distância entre o ponto IG15 e o ângulo superior da axila, sobre a parte anterior do músculo deltoide.

aderida ao colo anatômico do úmero; há um engrossamento e fibrose capsular, diminuição do conteúdo articular e redução do movimento em todos os planos.

Proposta de Tratamento:
IG11, IG14, IG15, IG16, ID9, ID10, ID11, ID12, VB34, VB21, P5, P9, BP10, B17, B20, TA13, TA14, TA15, *Naoshang, Jianneilling*.

4.2.3.4 Periartrite escapuloumeral

É a causa mais frequente da dor no ombro. Consiste, resumidamente, na inflamação dos tendões da coifa dos rotadores, supraespinhoso, infraespinhoso, subescapular e redondo menor.

Proposta de Tratamento:
IG11, IG15, IG16, ID8, ID9, ID10, ID11, ID12, ID13, ID14, SJ10, VB34, VB21, B20, B17, BP10, TA10, TA14, TA15.

4.2.3.5 Rotura da coifa de rotadores

Nos indivíduos novos, as roturas costumam ser parciais e agudas, por sobreuso ou traumatismo, queda em cima do ombro. A dor situa-se na face anterior do ombro, e aumenta na rotação, externa, impotência para a interna. Em adultos e idosos, a rotura é crônica, o ombro perde progressivamente a abdução e flexão.

Proposta de Tratamento:
IG11, IG15, IG16, ID8, ID9, ID10, ID11, ID12, ID13, ID14, TA10, TA14, TA15, VB34, VB21.

4.2.3.6 Bursite subacromial

A abdução fica limitada e, geralmente, o tendão do supraespinhoso inflama-se. A rotação interna fica dolorosa.

Proposta de Tratamento:
IG11, IG15, IG16, ID10, ID12, TA14, TA15, VB34, VB21, *Naoshang*.

4.2.3.7 Bursite escapulotorácica

Dor à pressão sob a escápula e crepitação com mobilidade. É pouco frequente a ocorrência deste tipo de lesão.

Proposta de Tratamento:
ID9, ID10, ID11, ID12, ID13, TA15, VC14, B11, VB39.

4.2.3.8 Artrose do ombro

Dor moderada com mobilidade especialmente na abdução e últimos graus de rotações. Os osteófitos marginais podem produzir inflamação da coifa dos rotadores, associando-se periartrite escapuloumeral.

Proposta de Tratamento:
IG11, IG14, IG15, IG16, ID9, ID10, ID11, ID12, TA13, TA14, TA15, VB34, VB21, P5, P9, B11, B12, *Naoshang, Jianneilling*.

4.2.3.9 Tendinite calcificante

Causado por microtraumatismos de repetição, manifestações semelhantes à periartrite escapuloumeral. Dor à abdução entre os 70° e 110°, com rotações.

Proposta de Tratamento:
IG11, IG14, IG15, IG16, ID9, ID10, ID11, ID12, TA13, TA14, TA15, VB34, VB21, P5, P9, B11, B12, *Naoshang, Jianneilling*.

4.2.3.10 Instabilidade da glenoumeral crônica

O principal fator de estabilidade da glenoumeral é dinâmico e deriva do feito contentivo da coifa dos rotadores. O fator estático tão importante em outras articulações (coxofemoral, cotovelo etc.) é, aqui, mínimo, já que a congruência entre a glenoide e a cabeça do úmero é nula, e os ligamentos e cápsula articular são tênues e débeis.

Proposta de Tratamento:
IG14, IG15, IG16, ID10, ID12, TA14, TA15, VB34, *Jianneilling*.

4.2.3.11 Fibromialgia

Síndrome reumática comum que indica dor generalizada nos tecidos fibrosos, nos músculos, nos tendões e em outros tecidos conectivos, que resultam em dores musculares sem fraqueza; a fadiga pode estar presente. Caracteriza-se por antecedentes de dor generalizada durante ao menos três meses, e dor em pelo menos 11 dos 18 pontos sensíveis, que não necessariamente são os desencadeantes. Pode-se descrevê-la como uma dor profunda, que se irradia, opressora, lancinante ou ardente e tem intensidade de moderada a intensa; as pessoas tendem a acordar com dores no corpo e com rigidez, a dor melhora durante o dia e aumenta novamente durante a noite; a dor pode aumentar com os exercícios, o frio, o tempo úmido, a ansiedade e com o estresse.

Proposta de Tratamento:
R10, R26, R27, IG11, ID14, ID15, E11, B10, BP9, F8, VB21, VB30, BP10, B17, B20, *Zuogu*.[5]

4.2.4 Cotovelo

4.2.4.1 Síndrome do supinador

O músculo supinador hipertrofiado comprime o nervo interósseo posterior que passa dentro dele.

Proposta de Tratamento:
IG8, IG9, IG11, TA9, TA10, ID3, ID7, ID8.

4.2.4.2 Síndrome do pronador redondo

Compressão do nervo mediano abaixo da prega do cotovelo, entre os dois ramos musculares do pronador redondo; a área distal dos dedos e a região tênar possuem alterações de sensibilidade.

Proposta de Tratamento:
C3, C7, PC7, P5, P6, IG10, VB34.

---
[5] Ponto localizado a 1 *tsun* abaixo do ponto médio da linha que vai do trocânter maior do fêmur até o cóccix.

4.2.4.3 Síndrome do interósseo anterior

Ramo exclusivamente motor do nervo mediano. Diagnostica-se com a flexão do terceiro dedo contra resistência (específico do nervo flexor superficial dos dedos), que produz dor no cotovelo. Há também déficit motor.

Proposta de Tratamento:
VG14, PC3, PC4, PC6, PC7, IG4, ID9, P5, P10, VB34, CS6, CS7.

4.2.4.4 Síndrome do interósseo posterior

É o comprometimento do ramo profundo do nervo radial, após sua bifurcação na extremidade proximal do antebraço, causado por sequelas de fraturas ou luxação do cotovelo, processos inflamatórios, tumores de partes moles, variações anatômicas e iatrogênicas, além de intoxicação por metais pesados, herpes zoster, sarcoidose e hanseníase.

Proposta de Tratamento:
ID3, ID7, ID8, IG8, IG9, IG10, IG11, TA3, TA9, TA10, VB34.

4.2.4.5 Epicondilite lateral

Também conhecida como cotovelo de tenista, é a inflamação da inserção dos músculos responsáveis pela extensão e supinação de antebraço.

Proposta de Tratamento:
IG4, IG5, IG10, IG11, IG12, P7, P8, P9, TA5, VB34.

4.2.4.6 Epicondilite medial

É a inflamação dos músculos flexores do carpo na borda medial do cotovelo. É menos frequente que a epicondilite lateral.

Proposta de Tratamento:
C3, C7, TA7, TA10, PC3, ID3, ID8, VB34.

4.2.4.7 Tendinite distal do bíceps

Decorre de atividades que exigem movimentos de flexão do antebraço supinado sobre o braço.

Proposta de Tratamento:
P5, P9, PC3, PC7, C3, IG11, VB34, CS3, CS7.

4.2.4.8 Tenossinovite do branquiorradial

Decorre de atividades que exigem movimentos de flexão do antebraço pronado sobre o braço.

Proposta de Tratamento:
IG4, IG10, IG11, IG12, P5, P9, VB34.

4.2.4.9 Bursite do cotovelo

Na região posterior do cotovelo, o músculo tríceps prende-se ao osso para realizar a extensão; entre o músculo e a pele, existe uma pequena bolsa ("bursa") que serve para evitar o atrito durante a movimentação de flexo-extensão. Essa bolsa pode vir a inflamar e produzir mais líquido, inchando, podendo ficar quente, vermelha e causar dor.

Proposta de Tratamento:

IG4, IG11, IG12, TA10, TA11, ID3, ID8, VB34.

4.2.4.10 Síndrome do canal cubital

É a compressão do nervo ulnar no nível do túnel cubital. Quando o cotovelo é progressivamente fletido e o ombro abduzido, há um aumento da pressão intraneural, estimulando os flexores que estreitam o túnel em, aproximadamente, 55%, achatando e alongando o nervo cubital em quase 5 mm.

Proposta de Tratamento:

ID6, ID8, ID7, C3, C7, TA3, TA4, TA10, VB34.

4.2.5 Punho e Mão

4.2.5.1 Síndrome do túnel carpo

É a compressão do nervo mediano no nível do punho. Decorre da desproporção continente/conteúdo no túnel do carpo. Ocorre nas tarefas manuais repetitivas, sobretudo se houver força ou desvio do carpo, quando os tendões hipertrofiados ou edemaciados comprimem o nervo mediano.

Proposta de Tratamento:

IG4, IG5, IG11, TA5, TA6, TA10, P8, ID4, VB34, B17.

4.2.5.2 Síndrome do Canal de Guyon

É a compressão do nervo ulnar no nível do chamado canal de Guyon no punho, causando distúrbio de sensibilidade no quarto e quinto dedos, bem como distúrbios motores na face palmar.

Proposta de Tratamento:
C3, C5, C6, C7, C8, PC3, PC7, PC8, ID3, ID4, ID5, ID8, VB34, CS3.

4.2.5.3 Doença de Quervain

É a inflamação da bainha comum dos tendões do abdutor longo e extensor curto do polegar, no qual eles passam juntos por uma única polia: o sulco ósseo do processo estiloide do rádio.

Proposta de Tratamento:
IG4, IG5, IG11, P10, P9, P8, P7, P5, VB34, *Baxie*.[6]

4.2.5.4 Dedo em gatilho

A inflamação dos tendões flexores dos dedos pode produzir espessamentos e nódulos que dificultam o deslizamento dos mesmos em suas bainhas. Ao vencer abruptamente a resistência ao movimento de extensão, o dedo "salta", caracterizando o diagnóstico.

---

[6] Pontos (quatro) localizados no dorso da mão, na junção da pele clara com a escura das membranas interdigitais.

Proposta de Tratamento:

C8, C3, PC3, PC8, PC7, P10, IG4, SJ2, SJ3, ID3, VB34, *Baxie, Yang Ce Fa*[7] (cercar o nódulo).

4.2.5.5 Contratura de Dupuytren

Na palma da mão, sob a pele e o tecido gorduroso, existe uma capa fibrosa que se ramifica e espalha-se para os dedos. Caracteriza-se pela doença dessa capa fibrosa, que, sendo conectada à pele da palma da mão e aos tendões que flexionam os dedos, sofre uma contratura, enrugando e causando a flexão do dedo acometido e o enrugamento da pele.

Proposta de Tratamento:

P10, P9, P8, C7, C8, PC7, PC8, ID3, ID4, ID5, IG4, IG5, TA2, TA3, TA4, VB34, BP10, B17, CS7, CS8, *Baxie, Shangbaxie*.[8]

4.2.5.6 Cisto sinovial

É uma protuberância que aparece no dorso do punho, isto é, um cisto sinovial. Trata-se de uma tumoração benigna, formada por uma capa preenchida pelo líquido sinovial, de aspecto claro e gelatinoso.

Proposta de Tratamento:

IG4, IG5, IG6, IG7, TA4, ID6, VB34, *Yang Ce Fa* (em torno).

---

[7] Técnica em que se coloca agulhas em torno de um ponto ou uma área, a fim de se concentrar o *Yang Qi*.
[8] Pontos (quatro) localizados no dorso da mão, em uma pequena depressão de partes moles, próximo à extremidade distal dos metacarpos.

4.2.6 Coluna Vertebral

4.2.6.1 Cervicalgia

A cervicalgia costuma ser insidiosa, sem causa aparente. Em geral, está relacionada com movimentos bruscos do pescoço, longa permanência em posição forçada, esforço ou trauma e até mesmo alterações da ATM. O paciente com cervicalgia costuma adquirir uma atitude de defesa e rigidez dos movimentos; ocorre, também, uma alteração na mobilidade do pescoço e dor durante a palpação da musculatura do pescoço, podendo, também, abranger a região do ombro e, nos casos mais graves ou prolongados, ser irradiado para o membro superior.

Proposta de Tratamento:
VG16, VG15, VG14, VG13, B10, B12, B60, VB20, VB21, ID3, *Ashi*.[9]

4.2.6.2 Lombalgia

Conjunto de manifestações dolorosas que acometem a região lombar, decorrente de alguma anormalidade. É uma das grandes causas de morbidade e incapacidade funcional. Caracteriza-se por dor lombar, de começo discreto, com intensidade aumentando progressivamente, agravando-se com a mobilidade da região e com algum grau de contratura muscular.

Proposta de Tratamento:
B23, B52, VG4, VG3, VG26, VG9, R3, B62, B60, VC4.

---

[9] *Ashi* (ponto de dor).

4.2.6.3 Lombociatalgia

Caracteriza-se por dor na coluna lombar com radiação para uma perna ou ambas, é proveniente de alterações dos fatores responsáveis pela mecânica da coluna vertebral (disco + articulações + musculatura). A dor é geralmente na projeção da raiz nervosa afetada. A degeneração e o trauma são dois fatores que operam em diferentes proporções na gênese dessas lesões.

Proposta de Tratamento:
B23, B36, B37, B40, B52, B56, B57, B58, B60, B62, VG4, VG3, VB30, R3.

4.2.6.2 Ciatalgia

A dor ciática, ou ciatalgia, é uma dor forte e incapacitante em razão da inflamação do nervo ciático. A inflamação deste pode provocar fortes dores, desde a zona lombar até o pé, impossibilitando, muitas vezes, que a pessoa ande e, em alguns casos, se movimente.

Proposta de Tratamento:
B23, B36, B37, B40, B52, B56, B57, B58, B59, B60, B62, VG4, VG3, VB30, R3.

4.2.6.5 Espondilite anquilosante

É a inflamação de uma ou mais vértebras; é uma doença inflamatória crônica que afeta as articulações entre as vértebras da coluna, e as articulações entre a coluna e a pélvis. Pode, ocasionalmente, permitir que as vértebras afetadas se juntem ou cresçam juntas; a doença começa com dores intermitentes no quadril e/ou dores nas costas (parte inferior), que são piores à noite ou após inatividade. As dores começam na articulação sacroilíaca (entre a pélvis e a coluna) e pode evoluir até a coluna lombossacral e torácica. Com a progressão da doença, a deterioração do osso e da cartilagem pode levar à fusão na coluna ou nas articulações periféricas, afetando, assim, a mobilidade; a doença pode ser extremamente dolorosa e grave.

Proposta de Tratamento:

B23, B52, B60, B62, VG4, VG3, VG9, R3, B53, B54, B11, B17, VB34, B20, BP10, *Huatohaji*.

4.2.6.6 Espondilite cervical

Distúrbio resultante do crescimento anormal dos ossos do pescoço (vértebras cervicais), degeneração e depósitos minerais nos discos cervicais; resulta da degeneração crônica dos discos cervicais e da deposição de minerais (calcificação) neles. Pode haver formações anormais ou esporões nas vértebras; isto causa uma compressão gradual de uma ou mais raízes nervosas, o que produz dor progressiva e anormalidades nos movimentos ou na sensibilidade.

Proposta de Tratamento:

VG16, VG15, B10, B12, B60, B62, VB20, VG14, VG13, ID3, VB34, BP10, B20, B17, *Huatohaji*.

4.2.6.7 Trauma do cóccix

Lesão do pequeno osso no extremo inferior da coluna vertebral. Traumas do cóccix, normalmente, produzem contusão no osso ou estiramento dos ligamentos. Causado especialmente por queda de costas em uma superfície dura.

Proposta de Tratamento:

B30, B34, B35, VG1, VG2, VB30, VB34.

4.2.7 Quadril

4.2.7.1 Síndrome do piriforme

É o encarceramento do nervo ciático pelo músculo piriforme na sua saída da pelve para a região glútea. Promove parestesia e/ou formigamento na extensão posterior do membro inferior afetado, bem como dificuldade de locomoção.

Proposta de Tratamento:

B23, B36, B37, B40, B52, B56, B57, B58, B59, B60, B62, VG4, VG3, VB30, R3, *Zuogu*.

4.2.7.2 Síndrome do impacto do quadril

Quando existe qualquer alteração no formato da cabeça do fêmur ou do acetábulo, haverá um impacto entre as partes, provocando a destruição da cartilagem articular (artrose).

Proposta de Tratamento:

VB30, VB29, VB41, VB34, VB39, BP10, B20, B17, *Zuogu*.

4.2.7.3 Necrose da cabeça do fêmur

A cabeça do fêmur é percorrida por uma rede de artérias e veias, e, por seu intermédio, chega oxigênio para suas células ósseas; quando ocorre a interrupção do fluxo de entrada ou saída deste sangue, essas células irão sofrer um processo de isquemia e necrose pela falta de oxigenação.

Proposta de Tratamento:

VB30, VB29, VB41, VB34, VB39, B17, B20, BP6, BP10, BP3, *Zuogu*.

4.2.7.4 Artrose do quadril

Enfermidade que se caracteriza por uma destruição progressiva das cartilagens que revestem as superfícies ósseas que compõem esta articulação (acetábulo/cabeça do fêmur).

Proposta de Tratamento:
VB30, VB29, VB41, VB34, VB39, B17, BP10, BP3, *Zuogu*.

4.2.7.5 Artrite reumatoide do quadril

É uma doença inflamatória que acomete a articulação do quadril. É autoimune, isto é, há uma agressão do próprio organismo a células sadias e, desta maneira, há o aumento do conteúdo de líquido sinovial e restos deste processo de defesa, promovendo uma inflamação ainda maior. A articulação torna-se mais rígida e espessa, adquirindo uma nova forma a qual chamamos de Pannus.

Proposta de Tratamento:
VB30, VB29, VB41, VB34, VB39, B17, BP10, BP3, *Zuogu*.

4.2.8 Joelho

4.2.8.1 Condromalácia patelar

Patologia inflamatória seguida de amolecimento da cartilagem articular e que, se não tratada precocemente, evolui para um quadro grave e incapacitante do joelho; ocorre por desequilíbrio bioquímico do líquido sinovial ou contato excessivo da patela com o fêmur (tróclea).

Proposta de Tratamento:
E36, E35, E34, E40, VB 34, *Xiyan*,[10] *Heting*.[11]

4.2.8.2 Osgood-Schlatter

É apofisite de tração, que se inicia durante a adolescência, acontece quando o ligamento patelar transmite a intensa força gerada pelo quadríceps ao tubérculo tibial. As contrações forçadas e repetitivas do quadríceps irritam a apófise sob a tuberosidade tibial, que se torna sensível ao toque e dolorosa a qualquer contração forçada do quadríceps; isto estimula a produção maior de osso, resultando na proeminência da tuberosidade da tíbia.

Proposta de Tratamento:
E36, E35, E34, E40, VB34, F5, F8, R10, BP9, *Xiyan*, *Yang Ce Fa* (em torno da tuberosidade da tíbia).

4.2.8.3 Osteoartrose dos joelhos

Também chamada de artrose, é o processo degenerativo (desgaste) que ocorre na superfície cartilaginosa das articulações dos joelhos.

Proposta de Tratamento:
E36, E35, E34, E40, VB34, B40, F8, R10, BP9, *Xiyan*, *Heting*.

---

[10] Com o joelho fletido, par de pontos simétricos localizados nas depressões mediana e lateral ao ligamento patelar, na gordura parapatelar.
[11] Ponto localizado no centro da borda superior da patela.

4.2.8.4 Lesão de menisco

O menisco consiste num tipo de cartilagem em forma de "C", que funciona como um "amortecedor" no interior do joelho; as lesões do menisco podem ocorrer quando o joelho é submetido a estresse excessivo e/ou a um processo degenerativo associado com microtraumatismos de repetição. Caracteriza-se por um processo inflamatório no interior do joelho, o qual gera dor, inchaço e limitação de movimento.

Proposta de Tratamento:
E36, E35, E34, E40, VB34, B38, B39, B40, F8, R10, BP9, BP10, *Xiyan*, *Heting*, *Yang Ce Fa* (no local de dor, medial ou lateral).

4.2.8.5 Cisto de baker

Também conhecido como cisto poplíteo, caracteriza-se pelo acúmulo de líquido sinovial, que se forma nas bainhas do tendão localizado atrás do joelho. Um cisto grande pode causar certo desconforto ou rigidez, inchaço indolor; no entanto, normalmente é assintomático.

Proposta de Tratamento:
E36, E34, VB34, B38, B39, B40, B55, R10, BP9, B60, *Yang Ce Fa* (em torno do cisto).

4.2.8.6 Lesão do ligamento colateral lateral (LCL)

Lesão do ligamento colateral lateral (LCL), um ligamento que se estende desde a superfície superior externa da fíbula até a superfície inferior externa do fêmur. O ligamento evita que a articulação do joelho sofra instabilidade lateral.

Proposta de Tratamento:

E36, E35, E34, E40, VB34, VB39, B38, B39, *Yang Ce Fa* (no local de dor, lateral).

4.2.8.7 Lesão do ligamento colateral medial (LCM)

Lesão do ligamento colateral medial (LCM), um ligamento que se estende desde a superfície superior interna da tíbia até a superfície inferior interna do fêmur. O ligamento evita que a articulação do joelho sofra instabilidade média, ou seja, instabilidade na parte interna da articulação.

Proposta de Tratamento:

VB34, B40, F2, F5, F8, R10, BP9, BP10, *Xiyan*, *Yang Ce Fa* (no local de dor, medial).

4.2.8.8 Lesão do ligamento cruzado anterior (LCA)

O ligamento cruzado anterior (LCA) é um ligamento resistente, que se estende desde a superfície superior anterior da tíbia até a superfície posterior inferior do fêmur. Ele protege a articulação do joelho contra a instabilidade anterior, ou seja, instabilidade na parte da frente da articulação. Uma desaceleração súbita, combinada a uma mudança de direção enquanto se está correndo, girando ou aterrissando de um salto ou extensão excessiva da articulação do joelho em qualquer direção, pode causar uma lesão (estiramento) no LCA.

Proposta de Tratamento:

E36, E35, E34, E40, VB34, B38, B39, B40, F8, R10, BP9, BP10, *Xiyan*, *Heting*.

4.2.8.9 Lesão do ligamento cruzado posterior (LCP)

O ligamento cruzado posterior (LCP) é um ligamento resistente que vai da superfície superior posterior da tíbia até a base frontal do fêmur. O ligamento evita que a articulação do joelho se instabilize posteriormente, isto é, instabilidade na parte posterior da articulação. O LCP, geralmente, é lesionado por hiperextensão (extensão excessiva do joelho) ou um golpe direto no joelho flexionado (com a perna dobrada).

Proposta de Tratamento:
E36, E35, E34, E40, VB34, B38, B39, B40, F8, R10, BP9, BP10, *Xiyan*, *Heting*.

4.2.8.10 Luxação patelar

Deslocamento (subluxação) da patela que normalmente ocorre no lado externo da perna (lateralmente). A luxação geralmente ocorre por causa de uma alteração repentina de direção, de uma lesão direta ou se o joelho estiver sob estresse; a patela pode deslizar para o lado de fora do joelho. Caracteriza-se por dor e inchaço no joelho, patela "frouxa" e incapacidade de andar.

Proposta de Tratamento:
E36, E35, E34, E40, VB 34, BP10, F8, *Xiyan*, *Heting*.

4.2.8.11 Inflamações na região da tíbia

Conhecida como "canelite", que também é chamada de síndrome de estresse do medial tibial, a qual é, simplesmente, uma inflamação ao longo do lado interno do osso da tíbia; a dor é sentida estendendo-se os dedos e realizando exercícios de impacto contra o solo.

Proposta de Tratamento:
E36, VB 34, BP9, BP6, BP10, F3, F4, F5, F8.

4.2.9 Tornozelo e Pé

4.2.9.1 Paratendinite

É a inflamação do paratendão (tendão calcâneo e a região que o envolve) que pode ocorrer com ou sem o envolvimento do tendão, apresenta-se como dor na região posterior do calcanhar que piora com o esforço.

Proposta de Tratamento:
B60, B59, B58, B57, R3, R7, R4, R5, R10, VB 39, VB38, VB34.

4.2.9.2 Bursite retrocalcaneana

Inflamação da bursa retrocalcaneana, que se encontra entre o calcâneo e o tendão de Aquiles, apresentando frequentemente uma tuberosidade posterior e superior proeminente, denominada deformidade de Haglund.

Proposta de Tratamento:
B60, R3, R4, R5, R10, VB 39, VB34.

4.2.9.3 Ruptura do tendão de calcâneo

Ocorre após uma dorsiflexão forçada e o paciente tem a sensação de que levou uma pedrada ou um chute na panturrilha, por causa da forte dor que sente no local. Acupuntura após procedimento cirúrgico.

Proposta de Tratamento:
B60, B59, B58, B57, R3, R7, R4, R5, R10, VB 39, VB38, VB34.

4.2.9.4 Entorse do tornozelo

É uma das lesões mais comuns na vida diária; quando se torce o tornozelo, seus ligamentos sofrem uma grande tensão e suas fibras arrebentam. A gravidade da entorse está associada ao número de fibras lesadas, e essa caracteriza-se por inchaço, dor e dificuldade para locomoção.

Proposta de Tratamento:
B60, B59, B58, B62, E41, BP5, BP6, BP3, BP9, R3, R6, R7, R4, R5, VB 39, VB40, VB34.

4.2.9.5 Artrite metatarsofalangiana

Caracteriza por dor, edema e limitação da mobilidade da(s) articulação(ões) metatarsofalangiana(s), acompanhados algumas vezes, também, de vermelhidão localizada ou difusa na parte anterior do pé.

Proposta de Tratamento:
VB43, VB41, BP3, E44, E43, B65, F2, F3, *Shangbafeng*[12], *Bafeng*.[13]

---
[12] Conjunto de quatro pontos, localizados cranialmente entre as articulações metacarpofalangianas, entre todos os ossos metatársicos.
[13] Pontos (quatro) localizados no dorso do pé, na depressão da membrana interdigital na altura da cabeça dos metacarpos.

4.2.9.6 Fasceíte plantar

Refere-se a uma dor plantar, da fáscia plantar. Caracteriza-se por uma inflamação ocasionada por microtraumatismos de repetição na origem da tuberosidade medial do calcâneo. As forças de tração durante o apoio levam ao processo inflamatório, que resulta em fibrose e degeneração das fibras fasciais que se originam no osso.

Proposta de Tratamento:

VB43, VB41, BP3, E44, E43, B65, F2, F3, R1, *Shangbafeng, Bafeng.*

4.2.9.7 Esporão calcâneo

É o resultado de alterações degenerativas (osteoartrose e ou osteoartrite) na origem da fáscia plantar e da periostite por tração do tubérculo medial do calcâneo. Caracteriza-se por dor em queimação na área plantar do calcâneo, piora pela manhã ao colocar o pé no chão, sendo mais severa durante os primeiros passos, com melhora posterior e piora no final do dia.

Proposta de Tratamento:

VB43, VB41, BP3, E44, E43, B65, F2, F3, R1, *Shangbafeng*, *Bafeng*, *Yang Ce Fa* (no local de dor).

4.2.9.8 Dedos em garra

Caracteriza-se pela hiperflexão das articulações interfalangianas e pela extensão ou hiperextensão da metatarsofalangiana; pode ser flexível ou rígida e também pode levar a dores no dorso dos dedos.

Proposta de Tratamento:
VB43, VB41, BP3, E44, E43, B65, F2, F3, R1, *Shangbafeng, Bafeng.*

4.2.9.9 Síndrome do Túnel do Tarso

Na região do maléolo tibial (medial), localizam-se as estruturas envolvidas com a síndrome do Túnel do Tarso, que é um canal osteofibroso, constituído pelo teto do retináculo dos músculos flexores, que vai do maléolo tibial até o calcâneo, no qual passam: nervo tibial posterior, artéria e veia tibial posterior, tendões dos músculos tibial posterior, do flexor longo dos dedos, flexor longo do hálux. Quando o nervo tibial posterior passa através do Túnel do Tarso, este se divide em: nervo plantar medial e nervo plantar lateral. O nervo plantar medial transmite as sensações cutâneas para o calcanhar, primeiro, segundo, terceiro e metade do quarto dedo. Já o nervo plantar lateral inerva o quinto dedo do pé e a outra metade do quarto dedo. Quando há a compressão desta área, em decorrência de uma tenossinovite, podem causar problemas neurovasculares no tornozelo e no pé.

Proposta de Tratamento:
R3, R6, R4, R5, F4, F5, BP5, BP4.

4.2.9.10 Joanetes

Resultado de inflamação e espessamento da bursa da articulação na base do hálux, causando uma projeção da articulação para fora e rotação do dedo para dentro. A causa do joanete pode ser hereditária, mas, com frequência, a condição é adquirida por meio da pressão prolongada no pé gerada por calçados de bico fino e saltos altos, que comprimem o hálux e causam artrite degenerativa.

Proposta de Tratamento:
BP2, BP3, F1, F2, *Yang Ce Fa* (em torno).

Neste capítulo, procurou-se abordar as possibilidades da prática fisioterapêutica associada à prática da acupuntura. Sabe-se do grande desenvolvimento e das potencialidades dessas áreas e, portanto, se propõe a justaposição delas com o intuito de alcançar resultados ainda maiores.

Percebem-se, na prática clínica, algumas diferenças de abordagem do acupunturista e do fisioterapeuta, mas o objetivo é buscar essa integração, ou seja, o fisioterapeuta acupunturista, que, mesmo com todo seu conhecimento científico, possa vir a acrescentar a observação do ambiente, da natureza, das intempéries, de modo a ser um fisioterapeuta "mais", ou seja, aquele que buscará mais soluções para o bem-estar e para a cura.

O conteúdo deste capítulo expõe, em um primeiro momento, uma visão das intempéries e de como elas se comportam dentro das patologias, e, num segundo momento, descreve patologias mais frequentes na prática clínica e propõe uma forma de tratamento, que não é estanque, mas, sim, uma proposta deste autor, pois é possível acrescentar outras técnicas de movimentação do *Qi*.

Todavia, é importante que se associe os dois momentos, pois, dessa forma, será possível alcançar uma resolutividade ainda maior para os casos que, porventura, houver solicitações.

Espera-se que estas linhas possam vir a acrescentar, ainda mais, o interesse por essa prática, que, apesar de milenar, também é muito atual, pois permite estar em constante raciocínio, não permitindo protocolos, mas, sim, ações e atitudes. Que no presente, naquele instante em que o paciente se apresenta, seja proporcionada a melhor maneira de resolver o seu problema que, além de físico, poderá ter, na maioria das vezes, um cunho emocional associado.

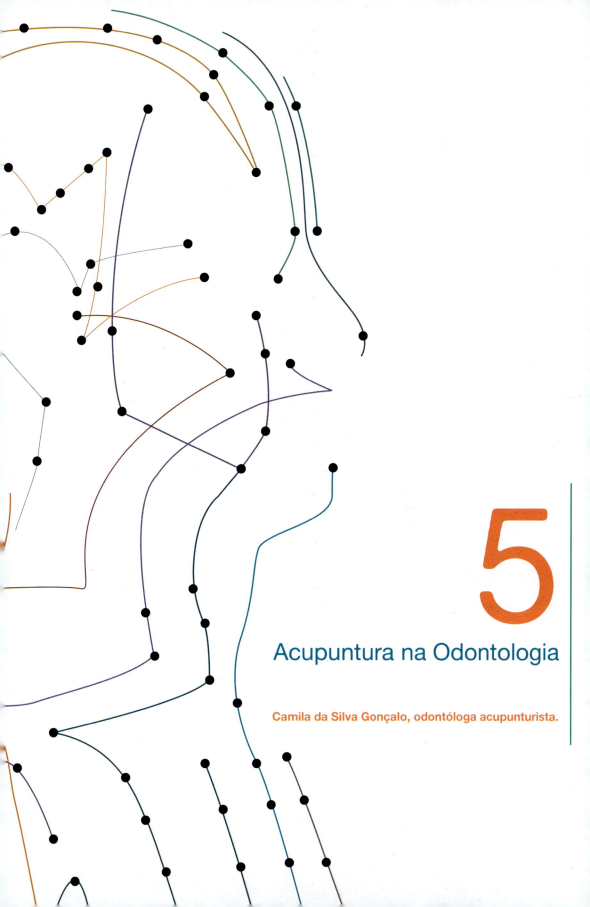

5
Acupuntura na Odontologia

Camila da Silva Gonçalo, odontóloga acupunturista.

Partindo do princípio de que a saúde bucal é parte indissociável do contexto geral de saúde, torna-se indispensável considerar tanto o ambiente que compõe o meio em que se vive quanto o conjunto constituído pelas condições culturais, psicológicas, materiais e morais que envolvem o indivíduo por completo e, consequentemente, afetam direta ou indiretamente a saúde dele. Assim, a Acupuntura, como parte integrante da Medicina Tradicional Chinesa (MTC), abarca os fatores supracitados do ponto de vista oriental, em que os fenômenos da natureza, a dinâmica destes, a dieta e a prática de atividade física, influem no estado de saúde global de todos os seres. Desse modo, percebe-se que a prática da Acupuntura, aliada à Odontologia moderna, possibilita ao cirurgião dentista atuar na saúde dos pacientes de maneira mais abrangente, unindo conhecimentos, mesclando os conceitos orientais aos ocidentais e favorecendo o bem-estar desses indivíduos, tanto no ambiente do consultório odontológico quanto no decorrer deste tipo de tratamento.

No ano de 2003, foi publicado, pela Organização Mundial de Saúde (OMS), o documento intitulado *Acupuncture: review and analysis of reports on controlled clinical trials*,[1] revelando vários resultados considerados positivos com relação ao uso da Acupuntura para diversos acometimentos relacionados à área médica e odontológica. Entretanto, outras publicações, como a do cientista Johansson, feita em 1991, citam resultados válidos da eficácia da Acupuntura quando utilizada como recurso terapêutico para prevenir, curar e auxiliar em determinados acometimentos decorrentes de inúmeras patologias, especialmente as relacionadas ao sistema estomatognático.

O Conselho Federal de Odontologia (CFO) divulgou, em 2006, uma lista com as indicações de uso da Acupuntura, destacando que esta terapia pode ser aplicada para auxiliar no tratamento de disgeusia (diminuição ou distorção do senso do paladar), dor orofacial, ansiedade, estresse, controle de náusea e vômito, gengivite, líquen plano, mucosite, hábitos parafuncionais, osteoradionecrose, halitose, paralisia facial (paralisia de Bell), periodontopatias, parestesia facial, redução na quantidade de drogas anestésicas, analgésicas, anti-inflamatórias, radiodermite (lesão na pele resultante de excesso de exposição à radiação ionizante), síndrome da ardência bucal (SAB), reparação tecidual (cicatrização), trismo, xerostomia (boca seca) aguda e crônica, síndrome de Jögren e ulceração aftosa recorrente (aftas).

O odontólogo pode utilizar a Acupuntura por meio de pontos localizados especialmente na mão e face dos pacientes, agindo, desse modo, na redução da dor de dente, tratamento de herpes labial, perdas ósseas e outras afecções orofaciais. O rol de aplicações da Acupuntura inclui indicações desta prática para recuperar as funções motoras prejudicadas em decorrência de paralisia facial e para auxiliar no tratamento de afecções da articulação temporomandibular (ATM). Destaca-se, também, o efeito sedativo (calmante) e hemostático resultante da punção dos acupontos, além de outros efeitos, como a prevenção e o equilíbrio das funções ligadas ao sangramento e o estímulo de órgãos controladores da imunidade – baço, medula óssea, nódulos linfáticos e timo.

Achados bibliográficos citam que, desde 1950, diversas escolas foram fundadas no Brasil com a finalidade de difundir este recurso terapêutico. Nesse sentido, a regulamentação da Acupuntura neste país fez-se necessária e, as-

---

[1] *Acupuntura: revisão e análise de estudos clínicos controlados randomizados.*

sim, a Política Nacional de Práticas Integrativas e Complementares no Sistema Único de Saúde (SUS) passou a ser legalmente reconhecida no Brasil por meio da Portari n. 971, de 03 maio de 2006.

O profissional cirurgião-dentista adquiriu o direito de usar as práticas supracitadas no contexto de saúde bucal por meio da Resolução CFO-82/2008. Subsequente a isso, o CFO tornou público o documento intitulado Decisão CFO n. 45/2008, cujo objetivo principal foi baixar normas complementares na habilitação das Práticas Integrativas e Complementares à Saúde Bucal, regulamentada pela Resolução supracitada. Assim, o reconhecimento da Acupuntura como especialidade odontológica tem impulsionado a busca do conhecimento nesta área pelos cirurgiões-dentistas, e o uso da Acupuntura na odontologia pode ser considerado um importante instrumento voltado ao desenvolvimento da área da saúde, na medida em que transcende o limite das especialidades odontológicas reconhecidas até então.

O objetivo principal deste capítulo é expor informações básicas sobre o uso específico da Acupuntura e Auriculoterapia na odontologia, além de tornar disponíveis outros dados, como alguns resumos de estudos científicos que exemplificam, de forma prática e útil, a aplicação da Acupuntura nessa área da saúde.

5.1 Meridianos e Acupontos utilizados na Odontologia

A seleção dos acupontos apresentados neste item do presente capítulo foi organizada de acordo com a disponibilidade de acesso dessas áreas do corpo humano, ou seja, possibilidade de visão e acesso direto ao local de punção pelo cirurgião-dentista acupunturista, tendo em vista a posição de trabalho no âmbito do consultório odontológico, partindo do princípio de que o atendimento dos pacientes é frequentemente realizado com o posicionamento destes em decúbito dorsal por conta do próprio desenho anatômico da cadeira de conforto, tradicionalmente utilizada nestes ambientes.

É importante salientar que este capítulo foi escrito com base nas publicações disponíveis sobre o tema "Acupuntura" e "Odontologia" (atlas, livros teóricos e artigos científicos). Desse modo, faz-se relevante destacar que o universo de diagnóstico e tratamento oferecido pela MTC é composto de vários caminhos distintos ligados ao cuidado e à manutenção da saúde. Nessas circunstâncias, as informações disponibilizadas aqui representam uma fração deste conteúdo, visto que se apresentam, a seguir, acupontos corporais e auriculares mais frequentemente utilizados no tratamento de afecções clássicas que atingem a região orofacial.

Lembrando que o critério de inclusão estabelecido pela autora foi utilizar pontos de Acupuntura acessíveis ao posicionamento do paciente na cadeira odontológica, deste modo, não serão aqui mencionados determinados acupontos que pertencem ao canal Vaso Governador (VG), cujo trajeto compreende pelo menos 19 acupontos relacionados com afecções que acometem a área orofacial.

O objetivo principal deste texto foi deixar o cirurgião-dentista em contato mais próximo com as principais afecções odontológicas passíveis de intervenção com auxílio da Acupuntura. Assim, para uma orientação mais detalhada sobre as informações citadas a seguir, recomenda-se a consulta de livros, como atlas específico em Acupuntura, bem como livros textos mais completos sobre diagnóstico na MTC.

5.1.1 Acupontos corporais de interesse na prática da Acupuntura em Odontologia

Odontalgia:
- Pontos locais: E3, E4, E5, E6, ID18, TA21 e VC24.
- Pontos à distância: IG4, IG11, E44, VB20 e VC12.
- Pontos de ação geral: E36.

Cefaleia:
- Para dor concentrada na região dos olhos: B2.
- Para dor concentrada na região frontal: E8, E44, VG23, VB14.
- Para dor concentrada na região occipital: B10, VG19 ou ID3.
- Para dor concentrada na região temporal: TA5, VB8, *Taiyang*.
- Para dor concentrada na região do vértex craniano: VG20, ID3, B7 ou F3.

Neuralgia do Trigêmeo:
- Para dor na região supraorbital:
    - Pontos locais: *Taiyang*, VB14, B2.
    - Pontos à distância: TA5, IG4.
- Para dor na região maxilar:
    - Pontos locais: E2, ID18, IG20.
    - Pontos à distância: IG4
- Para dor na região mandibular:
    - Pontos locais: E6, E7.
    - Pontos à distância: IG4

Medo e Nervosismo pré-consulta:
- F3, IG4, CS7, *Yintang*.

Paralisia facial:
- Pontos locais para área dos olhos: B2, VB14, VB1.
- Pontos locais para área da face: ID18, E3, E7 e E4.
- Pontos à distância: IG4 – inserido do lado oposto ao paralisado ou bilateral.

DTM – Disfunção Temporomandibular:
- Pontos locais: E6, E7, VB3 e *Taiyang*.
- Pontos à distância: IG4, TA5, TA3, TA1 e VB41.

Observação: Causa emocional complementar com: F3, IG4 e VB34.

5.2 Auriculoterapia

A auriculoterapia é um recurso terapêutico que se fundamenta no sistema somatotópico reflexo localizado na superfície externa da orelha, cujo mecanismo de ação se assemelha ao sistema somatotópico do córtex cerebral. Deste modo, na auriculoterapia aplica-se o estímulo em pontos que se relacionam diretamente com o cérebro, e o resultado desta terapia é obtido pela ação reflexa do cérebro sobre os órgãos e suas funções.

Quando associada à Acupuntura, a auriculoterapia é capaz de potencializar e dinamizar o processo de restabelecimento do equilíbrio no organismo que recebe essas intervenções.

Recurso terapêutico amplamente utilizado pelos acupunturistas, a auriculoterapia pode acarretar complicações cuja incidência vem aumentando nos últimos anos, e, para promover a reparação/reconstrução do local afetado, na maioria dos casos, necessita-se até de condutas clínico-cirúrgicas agressivas como, por exemplo, na ocorrência de pericondrite instalada neste sítio.

Cuidados com a antissepsia são importantes para evitar infecções na área puncionada, tanto na Acupuntura corporal quanto na Acupuntura auricular. Em razão do aporte reduzido de sangue que percorre o pavilhão auricular, esta área do corpo humano representa um local de risco, tendo em vista que tais características dificultam consideravelmente o combate de infecções aí instaladas. Assim, por razões de biossegurança. Atualmente, recomenda-se que a auriculoterapia seja realizada por meio de implantes menos invasivos (sementes, esferas etc.).

Existe uma dificuldade considerável relacionada à nomenclatura utilizada nos mapas auriculares publicados em todo o mundo, e essa se deve, sobretudo, à ampla variedade de nomes utilizada por inúmeros autores descrevendo o mesmo acuponto auricular. Neste contexto, para minimizar estas dúvidas, a ilustração apresentada a seguir segue a nomenclatura do "esquema padrão de pontos auriculares" descrito por Ernesto Garcia Gonzales – Escola Huang Li Chun. Tal ilustração foi adaptada ao contexto da temática abordada neste capítulo, destacando os principais pontos relacionados com a área de atuação profissional do cirurgião-dentista.

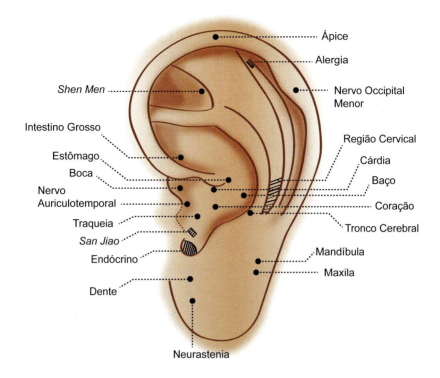

FIGURA 5.1 – Pavilhão auricular e principais pontos utilizados na odontologia.

5.2.1 Acupontos auriculares de interesse na prática da Acupuntura em Odontologia Odontalgia: Boca, *San Jiao*, Maxila ou Mandíbula, Dente, *Shen Men*.[2]

Aftas: Coração, Baço, Boca, Endócrino, Suprarrenal, Alergia, *Shen Men*, Sangria no ápice.

Periodontite: boca, *Shen Men*, *San Jiao*, Suprarrenal, Estômago, Intestino Grosso, Rim.

Gengivite: Boca, Traqueia, Suprarrenal, Baço, Intestino Grosso, Estômago, Maxila ou Mandíbula.

---

[2] Observação: se a dor estiver localizada na maxila, emprega-se o ponto adicional "Estômago"; caso a dor se localize na mandíbula, o ponto adicional será "Intestino Grosso".

Líquen Plano: Sangria no ápice, Pulmão, Fígado, Baço, Endócrino, Suprarrenal.

Náuseas/Vômitos: Estômago, Simpático, Cárdia, Occipital, Subcórtex.

Cefaleia: Sangria no ápice, *Shen Men*, Subcórtex.

Cervicalgia: Região Cervical, *Shen Men*, Rim, Endócrino, Nervo Occipital Menor, Fígado.

Espasmo Facial: *San Jiao*, Boca, Subcórtex, Tronco Cerebral, Fígado, Baço, Intestino Grosso, Nervo Occipital Menor, *Shen Men*, Occipital.

Paralisia Facial Periférica: *San Jiao*, Tronco Cerebral, Subcórtex, Endócrino, Suprarrenal, Baço, Fígado.

Neuralgia do Trigêmeo: Nervo Auriculotemporal, *San Jiao*, Subcórtex, Tronco Cerebral, *Shen Men*, Occipital.

Neurastenia: Sangria no ápice, *Shen Mem*, Coração, Subcórtex, Occipital, área e ponto da Neurastenia.

5.3 Observações clínicas e contribuição da Acupuntura para a Odontologia

A literatura científica sobre estudos realizados com Acupuntura na odontologia revela resultados interessantes e que estimulam o uso desse recurso terapêutico nessa área. Assim, os tópicos a seguir apresentam, resumidamente, exemplos de estudos deste tipo, que abordaram: xerostomia, disfunção temporomandibular, *gagging reflex* ou reflexo faríngeo, redução da ansiedade pré-operatória, herpes simples, doença periodontal, bruxismo e analgesia.

5.3.1 Xerostomia

Pacientes acometidos por xerostomia foram submetidos a sessões de Acupuntura em estudo que obteve como resultados o aumento no fluxo salivar, melhoria na habilidade de comer, falar e na qualidade do sono desses indivíduos. Os pontos utilizados foram: IG1 + auriculoterapia (*Shen Men*, zero e glândula salivar) durante oito sessões consecutivas (uma por semana) com duração de 40 a 45 minutos.

5.3.2 Disfunção temporomandibular

Resultados benéficos aos pacientes foram encontrados por um grupo de pesquisadores que utilizaram os seguintes acupontos, aplicando a acupuntura como terapia complementar ao tratamento convencional da DTM: E3, E4, E5, E6, ID18, TA21, VC24; além do ponto à distância: E36. Para completar o efeito da acupuntura, os pesquisadores utilizaram, também, a auriculoterapia por meio dos seguintes pontos: Maxila, Mandíbula, Trágus e Ápex.

5.3.3 *Gagging reflex*

5.3.3.1 Gagging *reflex* ou reflexo faríngeo na moldagem superior com alginato (acuponto VC24)

O *gagging reflex* ou *gag reflex* é um mecanismo fisiológico que tem por finalidade proteger a entrada de materiais nocivos ou objetos na faringe, laringe ou traqueia. O *gag reflex* se dá quando o indivíduo entra em contato com um cheiro, um som ou quando o mesmo pensa no tratamento odontológico podendo assim induzir o *gag* ou *gagging reflex*. Estudo realizado com a finalidade de observar a aplicação do acuponto VC14, em indivíduos submetidos à moldagem da arcada dentária superior com alginato, demonstrou que foi possível controlar o *gag reflex* na maioria dos voluntários que participaram desta investigação científica.

5.3.3.2 *Gagging reflex* ou reflexo faríngeo (auriculoterapia)

Conforme citado no tópico acima, o *gagging reflex*, conhecido como *reflexo faríngeo* ou *reflexo velopalatino*, consiste na contração espasmódica (involuntária) dos músculos da faringe e do véu palatino, com reação de náusea. Em alguns indivíduos, esse reflexo ocorre de maneira pronunciada, representando uma limitação importante em vista do atendimento odontológico, seja no momento do exame clínico (reflexo ao toque do espelho clínico, espátula, afastadores etc.) ou nos procedimentos de moldagem. Como possível solução a este inconveniente, foi realizado um estudo, cujos resultados afirmaram que o estímulo deste ponto da Acupuntura auricular (Figura 5.2) possibilitou reduzir o reflexo faríngeo dos pacientes incluídos nesta investigação científica.

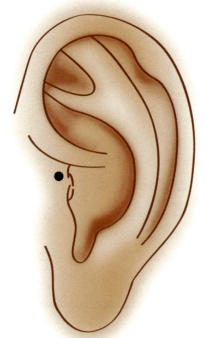

Figura 5.2 – Ponto auricular *Anti-Gagging*.

5.3.3.3 Redução da ansiedade pré-operatória

O efeito de três pontos auriculares foi estudado por pesquisadores que analisaram a eficácia da auriculoterapia na redução da ansiedade pré-operatória. Os pontos que promoveram resultados positivos significantes entre os pacientes submetidos à cirurgia ambulatorial foram: *Relaxation point*,[3] *Tranquilizer point*[4] e *Master Cerebral point*[5] (Figura 5.3).

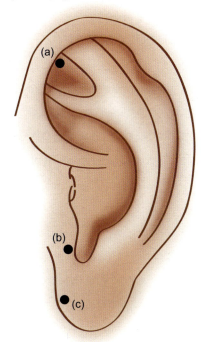

FIGURA 5.3 – Pontos que promoveram resultados positivos significantes entre os pacientes submetidos à cirurgia ambulatorial: *Relaxation point* (a), *Tranquilizer point* (b), *Master cerebral point* (c).

5.3.3.4 Herpes simples

Em pesquisa que estudou o efeito da Acupuntura aplicada em pacientes acometidos por herpes simples tipo I (lesões bucais) e tipo II (lesões genitais),

---
[3] "Ponto de Relaxamento".
[4] "Ponto Tranquilizante".
[5] "Ponto Mestre do Cérebro".

foi utilizada uma combinação de pontos acupunturais planejada de acordo com as bases de diagnóstico da MTC para tratamento de afecções da pele; assim, no tratamento do herpes simples os seguintes acupontos foram aplicados: VG14, B12, VB20, VB30, VB31, VB38, VB39, IG11, IG15, VC12, E36, TA6, B10. Neste estudo, comenta-se que, apesar das limitações metodológicas, foi possível regredir as lesões rapidamente, bem como prevenir a recorrência delas.

5.3.3.5 Doença periodontal

Com relação à doença periodontal, constatou-se, por meio de investigação científica, que o tratamento clínico odontológico periodontal associado à acupuntura e moxibustão promoveu efeito considerado como "rápido" na questão da dor e edema decorrentes deste acometimento bucal.

5.3.3.6 Bruxismo

O efeito da acupuntura promovido na região dos músculos temporal e masseter em pacientes bruxômanos foi estudado por meio do emprego dos seguintes pontos: E36, IG4, ex-HN4, ID19, BP6, F3, VB34, ex-NH2, HP9. O uso da auriculoterapia aliado à Acupuntura corporal empregada neste trabalho se deu pela utilização dos seguintes acupontos: *Shen Men*, Mandíbula, Ansiedade.

5.3.3.7 Analgesia

A possibilidade de intervir nos procedimentos odontológicos cirúrgicos (extrações dentárias) sob analgesia conseguida por meio da acupuntura foi explorada pelo cirurgião-dentista e pesquisador francês Bresset já em 1979. Desse modo, os casos clínicos classificados pelo autor como experiência de "extração dentária indolor" encontram-se a seguir organizados em tópicos, bem como o esquema de acupontos utilizados em cada procedimento:

Exodontia de incisivo superior: IG3, IG4, VG26, VG20: puncionados bilateralmente e estimulados eletricamente.

Exodontia de canino superior: IG3, IG4: puncionados do lado oposto à extração e estimulados manualmente por quatro minutos; VG26, VG20, ID18: puncionados do lado da extração, estimulados eletricamente.

Exodontia de pré-molar superior: IG3, IG4: puncionados do lado oposto à extração; ID18, E7: puncionados do lado da extração, estimulados eletricamente.

Exodontia de molar superior: IG3, IG4: puncionados bilateralmente e estimulados manualmente por dois minutos; ID18: puncionados do lado da extração; VG26, VG20: puncionados do lado da extração e estimulados eletricamente.

Exodontia de incisivo inferior: IG3, IG4: puncionados do lado oposto à extração e estimulados manualmente por dois minutos; VC24, E36: puncionados do lado da extração e estimulados eletricamente.

Exodontia de canino inferior: IG3, IG4: puncionados do lado oposto à extração; VC24, E5, E6: puncionados do lado da extração e estimulados eletricamente.

Exodontia de pré-molar inferior: IG3, IG4: puncionados do lado oposto à extração; VC24, E5: puncionados do lado da extração e estimulados eletricamente; E6: puncionados do lado da extração.

Exodontia de molar inferior: IG3, IG4: puncionados do lado oposto à extração e estimulados manualmente por quatro minutos; VC24, E6: puncionados do lado da extração e estimulados eletricamente; E7: puncionado do lado da extração.

Vale ressaltar que as indicações do uso da analgesia por acupuntura na odontologia englobam justamente as contraindicações dos métodos analgésicos clássicos ocidentais. Assim, as extrações dentárias poderiam ser realizadas sob o efeito da analgesia por Acupuntura, desde que não fossem realizadas extrações múltiplas e que o cirurgião-dentista adaptasse os procedimentos operatórios a esse tipo de analgesia, evitando trações, além de evitar outras manobras mais bruscas que necessitariam, no entanto, de complementação por meio de anestésicos injetáveis.

Para potencializar o efeito da acupuntura na analgesia operatória cirúrgica odontológica, o autor também recomenda que se utilize pelo menos duas sessões prévias de acupuntura nas semanas anteriores à extração dentária. Os acupontos recomendados para estas sessões foram: F3, E36, IG4, VC15, B15, VC12 (primeira sessão) e F3, E36 IG4, VC15, BP65, R7 (segunda sessão).

5.3.3.8 Dor pós-operatória

Para estudar a dor pós-operatória em pacientes que passaram por extração dentária (terceiros molares semi-inclusos), investigadores científicos empregaram os acupontos: E6, E7, TA17, IG4, e os resultados desta pesquisa demonstraram que o tratamento por meio da acupuntura possibilitou a esses indivíduos mais horas livres de dor pós-operatória.

5.4 Limitações atribuídas à aplicação da Acupuntura

Dados encontrados na literatura sugerem que existe uma variação de resposta nos pacientes submetidos às sessões de Acupuntura, e que esta variação de efeito está relacionada com características individuais de cada ser humano (White, 2001). Outros dados bibliográficos revelam que a resposta fisiológica da Acupuntura pode ser alterada pela repetição das sessões em um mesmo indivíduo, ocorrendo um tipo de "condicionamento" do organismo diante do estímulo provocado pela Acupuntura (Dyrehag et al., 1997). Ainda sobre a questão da resposta dos pacientes ao tratamento com Acupuntura, sabe-se que a defíciência na formação de endorfinas, ou deficiência genética nos receptores endorfinicos, pode ocasionar respostas insatisfatórias em relação a esse tipo de terapia (Jayasuriya, 1995).

Vários fatores podem estar relacionados com a "dose terapêutica" ideal de Acupuntura, sendo eles: escolha de combinação dos acupontos; o número de agulhas implantadas; o diâmetro das agulhas utilizadas; a profundidade de estimulação dessas agulhas e, ainda, o tipo de estimulação aplicado nelas (estimulação elétrica, estimulação manual etc.) além do tempo de permanência da agulha na pele dos pacientes (Filshie e Cummings, 2001).

Como toda terapia, a Acupuntura também apresenta contraindicações, e, assim, não se considera adequado aplicá-la em indivíduos portadores de marca-passo, sobre dermatites e áreas tumorais (Bannerman, 1980), além disso, instituir um tratamento com Acupuntura antes da elaboração de um diagnóstico detalhado possibilita a ocorrência de alterações e mascaramento dos sinais clínicos apresentados pelos pacientes (Altman, 1992). O emprego de acupontos com propriedades de ação dilatadora do colo do útero, ou que promovam contração uterina devem ser evitados por precaução no período de gestação (Rogers, 1981).

Para que o paciente e o profissional desfrutem dos benefícios da Acupuntura, é necessário conhecer a anatomia do corpo humano, respeitar os princípios de biossegurança, contar as agulhas inseridas no início e no término da sessão (Vianna et al., 2008), além de realizar a punção dos pontos com o paciente deitado em posição supina (com a face voltada para o teto), deitado em pronação (com a face voltada para o chão) ou lateralmente deitado. É importante comentar, também, que alguns pacientes, ao final da sessão de Acupuntura, encontram-se em estado de torpor, e tal fato representa um risco potencial aos pacientes que deixam a clínica dirigindo seus veículos (Rampes e Peuker, 2001).

O uso da Acupuntura na odontologia possibilita obter resultados comprovadamente positivos em diversos acometimentos específicos dessa área da saúde.

Porém, a aplicação desse recurso terapêutico possui limitações, como, por exemplo, nos casos de DTM com origem degenerativa (fraturas, tumores, luxação, osteoartrose, anquilose e deslocamento de disco), nos quais os resultados obtidos diante da aplicação da Acupuntura têm se mostrado insatisfatórios. Outro exemplo de afecção com resultados pouco satisfatórios do uso da Acupuntura são os diferentes casos de odontalgia. Já que as odontalgias ocorrem em virtude de várias causas com natureza diferentes (pulpite, sensibilidade dentinária, periodontite, fratura dentária e ainda alveolite), essa condição dolorosa mostra resultados reduzidos na eficácia da Acupuntura. Porém, para outras afecções, como, por exemplo, nos casos de neuralgia trigeminal de causa idiopática, pode-se obter resultados positivos e satisfatórios com o emprego da Acupuntura (Vianna et al., 2008).

Sobre o efeito placebo e outros tipo de abordagens da Acupuntura, de acordo com a literatura, diferentes posturas relacionadas a este recurso terapêutico influenciam no resultado do tratamento. Neste contexto, tem-se o exemplo do acuponto PC6, que não é reconhecido como um ponto gatilho, tampouco é reconhecido como ponto segmentar para agir no estômago, porém, sua eficácia em casos de náuseas e vômitos encontra-se evidenciada na literatura (Filshie e Cummings, 2001).

Publicações relativas a efeitos adversos atribuídos ao uso da Acupuntura, incluindo outras áreas além da Odontologia, não apresentam informações suficientemente passíveis de avaliação crítica desses estudos. Assim, alguns autores sugerem que publicações futuras possam abranger este tema, constando de detalhes especificamente citados, como o tipo de Acupuntura aplicado, a qualificação profissional de quem implantou as agulhas, o tempo de duração da suposta reação adversa, a possibilidade de reversão desta situação e outros fatores que possam representar algum tipo de confusão na interpretação dos resultados (Rampes e Peuker, 2001).

Informações básicas e sucintas sobre afecções relacionadas à prática da odontologia clínica, que inclui o cuidado com a saúde global do ser humano, foram aqui apresentadas, e a proposta principal deste capítulo foi destacar alguns pontos gerais de forma prática e útil aos leitores que se interessam pela Acupuntura, contribuindo na motivação pela busca do conhecimento desse recurso terapêutico aplicado à Odontologia.

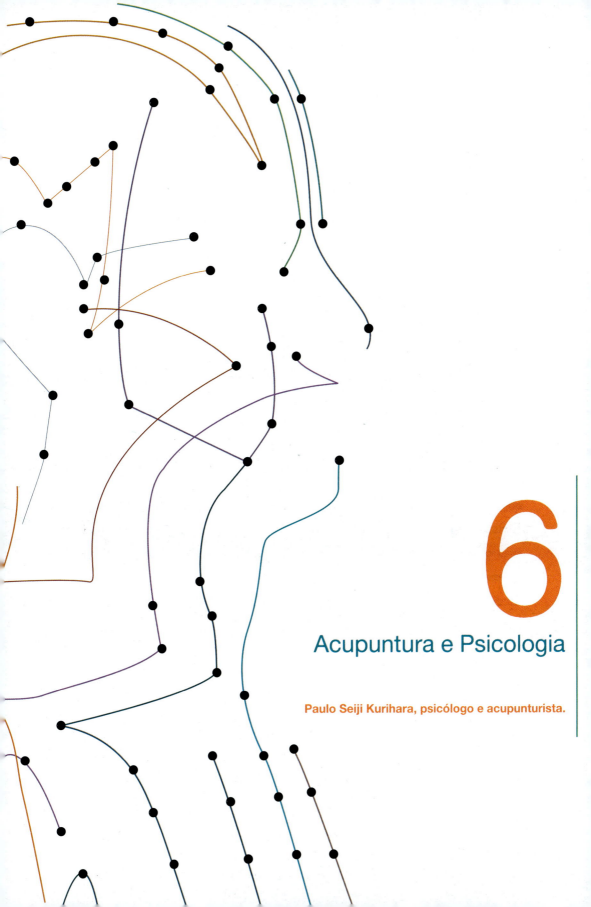

6
Acupuntura e Psicologia

Paulo Seiji Kurihara, psicólogo e acupunturista.

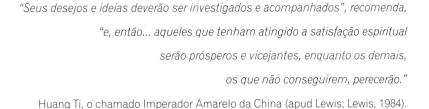

"Seus desejos e ideias deverão ser investigados e acompanhados", recomenda, "e, então... aqueles que tenham atingido a satisfação espiritual serão prósperos e vicejantes, enquanto os demais, os que não conseguirem, perecerão."
Huang Ti, o chamado Imperador Amarelo da China (apud Lewis; Lewis, 1984).

Do ponto de vista de Medicina Tradicional Chinesa (MTC), distúrbios mentais e emocionais são entendidos por serem aquelas anomalias originadas por diversos motivos, como a excessiva excitação espiritual, psíquica, em que as funções dos Órgãos (*Zang*) e Vísceras (*Fu*) do corpo humano perdem a sua normalidade, se enfraquecem e debilitam o *Qi*, o Sangue (*Xue*), os líquidos corpóreos e o *Jing*, criando uma disfunção generalizada na circulação do *Qi*, do Sangue e dos líquidos.

Todas essas causas provocam disfunções no coração e na mente, que se manifestam em diversos estados de consciência, sentimentos, ânimos e sua conduta.

O estado emocional do ser humano é, em grande parte, o grande causador das diversas doenças que se instalam. Tudo aquilo que afeta a mente, afeta o corpo e o que afeta o corpo, afeta a mente, ou seja, o nosso corpo é o reflexo da nossa mente.

Essa afirmação pode ser levada em consideração, pois incide em um ser cuja *psique* (*alma*) e *soma* (*corpo*) são inseparáveis, anatômica e funcionalmente.

Todos os processos, sejam eles biológicos, mentais ou físicos, são simultâneos, vindo a exteriorizar-se sempre em uma área ou outra, conforme a sua natureza ou ângulo do qual estão sendo observados.

Por um lado, quando se estuda a respeito dos distúrbios mentais e emocionais, pode-se observar a possível influência psicológica na gênese de qualquer doença, tal é a importância da mente em nossos processos biológicos. Por outro, qualquer que seja a origem de uma doença, esta passa a ser considerada distúrbios mentais e emocionais, em virtude de suas várias repercussões psicológicas.

As enfermidades mentais e emocionais incluem quase todas as psicoses e, ao mesmo tempo, outros males, como, por exemplo, a arritmia causada por enfermidades cardíacas que se manifestam, como palpitações e taquicardia na prática clínica como seu sintoma principal, mas a enfermidade pertence ao campo mental.

Para exemplificar: uma pessoa que passa por uma situação de medo e logo após desenvolve uma infecção urinária. Mas, também, uma pessoa que desenvolve uma infecção urinária por ação de uma bactéria pode começar sentir medo em situações que antes não sentia.

Medir a quantidade de medo, ou um estado de culpa que afeta alguém, é impossível, mas, com certeza, eles agem no organismo de forma tão patogênica como um vírus ou uma bactéria que se instala.

Outro exemplo é uma dor de abandono que é tão sentida no corpo físico quanto a dor vivenciada em uma gastrite aguda. Emoções são fenômenos físicos e cada alteração fisiológica tem seu componente emocional.

Na China Antiga é que nasceram a Acupuntura e Moxabustão. Considera-se, então, que o tratamento de enfermidades mentais e emocionais por este método tem uma larga história. Só aumenta o número de pessoas que encontram, em todo o momento do dia, situações de tensão, melancolia, ansiedade etc. e, dessa forma, tende a aumentar o número de pessoas que padecem de neurastenia, esquizofrenia e enfermidades semelhantes. Quantas pessoas sofrem por não conseguir dormir bem? Quem padece de esquizofrenia, por exemplo, não só perde oportunidades de trabalho e promoção, como também causam muitos transtornos à família e à sociedade. A utilização da Acupuntura e Moxabustão para tratamentos dos distúrbios mentais e emocionais comprovadamente são eficazes e vantajosos em relação aos medicamentos que são utilizados hoje em dia, comparativamente aos efeitos secundários que provocam. Não obstante a isso, se não se usar de maneira adequada, os resultados não serão satisfatórios.

Neste capítulo, serão apresentados alguns desequilíbrios desencadeados por distúrbios emocionais e sugestões de tratamento, com base na experiência clínica do autor.

6.1 Amnésia

É um conjunto de fenômenos da memória, causado por excesso de trabalho mental ou intelectual que prejudica o *Qi* do Baço e impede a boa circulação de sangue no Coração, o que causa perda de nutrição adequada ao Coração e a o Cérebro. Pode ocorrer também por desgaste da essência renal em virtude de alguma enfermidade prolongada ou mesmo excesso de atividade sexual, ocasionando perda da essência renal, um vazio no cérebro cuja consequência é a mente mal nutrida.

O tratamento em caso de deficiência de Coração e de Baço é tonificar e reforçar com pontos *Shu* (dorsal) do Baço-Pâncreas, do Coração, com método de Tonificação e Moxabustão. O ponto B15, em conjunto com C7, beneficiam o Coração e o *Qi*, dando sustentação ao Coração e à mente. Os pontos B20, VC12, E36 e BP6 fortalecem o Baço e o Estômago beneficiando o *Qi* e sangue.

Para deficiência e perda da essência renal, tonificar os Rins e a essência vital, selecionando-se os pontos *Shu* (dorsal) e os dos meridianos do Coração e Baço-

-Pâncreas, por meio do método de Tonificação combinando-se com Moxabustão. Os pontos B23 e R3 em conjunto nutrem os Rins e beneficiam a produção das essências vitais. O ponto B20 em conjunto com BP6 fortalece o Baço e nutre o sangue. O ponto VC4 contribui para fortalecer os Rins e a produção de essências vitais. O ponto VB39 é o ponto de confluência das medulas que serve para nutrir os Rins e a essência vital. O ponto VG20 é o ponto de confluência dos meridianos *Yang* que favorece a ascensão do *Qi* e a tonificação da medula cerebral.

6.2 Ansiedade

O tratamento consiste em acalmar o Coração utilizando os pontos *Shu* dorsais e os *Mo* frontais.

Os pontos principais a serem utilizados são o ponto B15, VC14, C7, CS6, que, se utilizados em conjunto, tem a propriedade de controlar o *Qi* e o Sangue do Coração.

Os pontos VC6 (que fortalece o *Qi*), B20 e B21 ajustam a função do Baço e Estômago, que são a base para a produção de *Qi* e sangue, no caso de constatar a insuficiência de *Qi* e sangue. Os pontos E40 e VB34 eliminam o fleuma-fogo no Estômago. Os pontos VC4, VC17, E36, com aplicação de Acupuntura e Moxabustão, fortalecerá o Baço, revigorará o *Yang* e eliminará o fluído prejudicial e o ponto B22, regulará o *Jiao* superior, médio e inferior e promove o transporte de água.

6.3 Cefaleias

Muitas cefaleias podem se desencadear por desequilíbrio das emoções.

Quando se entra em contato com uma emoção que causa desequilíbrio, a dor pode se desencadear em um trajeto de meridiano ou em um local da cabeça que irá se relacionar com o trajeto do meridiano.

A seguir, apresenta-se as dores segundo sua localidade e o canal de energia que passa no local.

Dor na região occipital e na nuca está relacionada com o meridiano da Bexiga e os pontos que poderão ser utilizados nestes casos são o VB20, ID3 e B60.

Dor na fronte e na região supraorbital está relacionada com o meridiano do Estômago e os pontos que poderão ser utilizados são E8, IG4, E44, VG23 e *Yin Tang* (ponto extra).

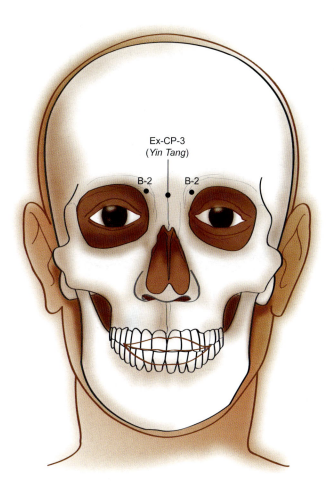

FIGURA 6.1 – *Yin Tang*.

Dor na região temporal de ambos os lados ou apenas de um lado está relacionada com o meridiano da Vesícula Biliar e os pontos que poderão ser utilizados são VB8, VB41, TA5 e *Taiyang* (ponto extra).

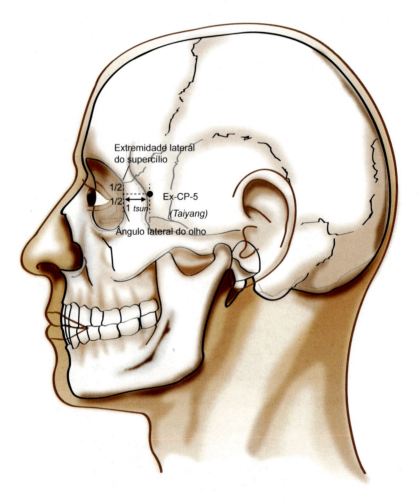

Figura 6.2 – *Taiyang*.

Dor na região parietal está relacionada com o meridiano do Fígado e os pontos que poderão ser utilizados são ID3, B67, F3 e VG20.

Pela deficiência de *Qi* e sangue, utiliza-se, em tonificação e com auxílio de Moxabustão, os pontos B18, B20 e B23, isto, porque o Fígado armazena o sangue, o Baço-Pâncreas domina o sangue e o cérebro é o "*Mar da Medula*" que procede dos Rins. O VC6 tem a função de produzir a Energia Original e o ponto VG20 tem a função de fazer subir o *Yang* límpido.

Para normalizar a função do Baço-Pâncreas e do Estômago, os pontos IG4 e E36 são utilizados.

No acometimento pelo excesso de *Yang* do Fígado, selecionam-se os pontos do meridiano do Fígado, pois o mesmo vai até o vértice do crânio e o do meridiano da Vesícula Biliar, que se distribui nos dois lados da cabeça e são selecionados e utilizados em método de sedação.

Uma combinação de pontos locais e distais dos meridianos do Fígado e da Vesícula Biliar tem como finalidade de eliminar o calor e acalmar o vento e o *Yang* do Fígado e utilizados em método de sedação. O ponto F2 do meridiano do Fígado e os pontos VB5, VB20 e VB43, além do VG20, são os pontos selecionados.

No caso do vento-frio, devemos aliviar os sintomas exteriores aplicando o método de sedação nos pontos dos meridianos do Vaso Governador, Bexiga e Vesícula Biliar. Os pontos principais utilizados são VG16, B12, VB20, que aliviam a dor de cabeça, eliminando o vento e os sintomas exteriores. No tratamento de distúrbios da cabeça e do pescoço, o ponto P7 é utilizado além de eliminar a obstrução nasal. Para aumentar a sudação, a fim de obter alívio dos sintomas exteriores, os pontos IG4 e R7 podem ser utilizados.

Para eliminar o vento e o calor, deve-se utilizar com a aplicação do método de sedação nos pontos do meridiano do Vaso Governador e Vesícula Biliar. Como pontos principais VG14, que é o ponto no qual o meridiano do Vaso Governador e todos os meridianos *Yang* se encontram e os pontos VB20, TA5 e IG4, que eliminam o vento-calor.

6.4 Cervicobraquialgias

As cervicobraquialgias ocorrem pelo ataque das energias perversas vento, frio e umidade, que invadem os meridianos da Vesícula Biliar e Bexiga, provocando a estagnação de *Qi* e sangue, provocando dor que pode irradiar para a extremidade do membro superior, além de dificultar a movimentação do pescoço. Para promover a circulação de *Qi*, os pontos TA2, TA3, TA10 e VB43 podem ser utilizados como tratamento.

Em casos em que a dor segue em direção dorsal, estendendo-se para a região escapular, provocando rigidez muscular nesta região e dolorosos à pressão em razão da tensão e estresse, seguindo o trajeto do meridiano do Intestino Delgado, os pontos ID2, ID3, ID11, ID13, B11, B65, B66, VG14 podem ser utilizados como tratamento.

6.5 Constipação

A constipação se relaciona diretamente com o funcionamento do Intestino Grosso. Essa víscera pertence ao elemento Metal e tem como função da última absorção de líquidos orgânicos e a eliminação de resíduos tóxicos sólidos, as fezes. Energeticamente, também se encarregará de eliminar os resíduos tóxicos da mente.

6.5.1 Principais desequilíbrios que desencadeiam a constipação e sugestão de tratamentos

O tratamento é feito com a seleção dos pontos *Mo* (frontais) e dos *Shu* (dorsais), além do ponto correspondente do meridiano do Intestino Grosso, utilizando o método de sedação para o tipo de excesso e de tonificação para o tipo de deficiência.

Os pontos principais para o tratamento geral da constipação são os pontos B25 e E25, que são os pontos *Shu* e *Mo* do Intestino Grosso e utilizados em conjunto com o E37, servem para recuperar e fortalecer a circulação de *Qi* do Intestino Grosso. O ponto TA6 é utilizado para circular o *Qi* do Triplo Aquecedor, que auxilia na recuperação de circulação de *Qi* do Intestino Grosso.

Para a constipação causada pelo calor, utilizar os pontos IG4 e IG11, para dispersar o calor do Intestino Grosso.

Para a constipação causada pela estagnação de *Qi*, utilizar o ponto VC12, que é o ponto de influência que controla todos os órgãos e é selecionado para fazer o *Qi* dos órgãos, e o ponto F2, com método de sedação para eliminar a estagnação de *Qi* do Fígado.

Para a constipação causada pela estagnação de *Qi* e Sangue, utilizar os pontos B20 e B21, com método de Tonificação para fortalecer o *Qi* do aquecedor médio. Quando o Baço-Pâncreas e o Estômago estão plenos de *Qi* é que manifestam a função de transporte.

Para a constipação causada pelo frio, utilizar os pontos VC8 e VC6, com Moxabustão para aquecer o pericárdio e eliminar o frio.

6.6 Depressão

É uma síndrome originada pela não conformidade do ânimo, da perturbação e o bloqueio de *Qi*, e há várias situações que podem originar casos de depressão.

No caso de deficiência de *Qi* no Fígado, dar suporte e eliminar a deficiência, regular o *Qi* e recuperar a função do Estômago, escolhendo os pontos dos meridianos do Fígado e Circulação-Sexo, com método de sedação.

O ponto F3 é ponto fonte do Fígado e F14, ponto *Mo* frontal. Os dois pontos servem para drenar o Fígado e eliminar o bloqueio de *Qi*. O ponto CS6 é ponto *Lo* do meridiano do Pericárdio, ao mesmo tempo um dos oito pontos de cruzamento que se reúne com o meridiano *Yinwei* do Coração, do peito e do Estômago e em coordenação com VC17, serve para recuperar a função do Estômago e corrigir a contracorrente. Os pontos BP6 e E36 fortalecem o Baço e contribuem para o melhoramento das funções do Estômago.

Ocorrendo bloqueio de *Qi* do Fígado que se converte em fogo, e que sobe e molesta o Coração e a mente, o tratamento consiste em limpar e eliminar o fogo escolhendo os pontos dos meridianos do Fígado e da Vesícula Biliar, com método de sedação.

O ponto F3 é ponto *Yuan* (fonte) do Fígado e F2 ponto *Yong* (manancial) do Fígado e F14, ponto *Mo* (frontal) do Fígado. Os três em conjunto eliminam o fogo do Fígado. O ponto VB34 é ponto mar do meridiano da Vesícula Biliar, que serve para ajudar F3 e F2 a eliminar o fogo e calor do Fígado e Vesícula Biliar. O ponto E36 é ponto *Ho* (mar) do meridiano do Estômago e E25 ponto *Mo* do Intestino Grosso que, em conjunto, contribuem para regular as funções do Estômago e do Intestino Grosso.

Pela acumulação de fleuma, com sensação de obstrução na garganta, deve-se canalizar e esvaziar o Fígado, eliminar o bloqueio, fortalecer o Baço e diluir o fleuma, escolhendo o ponto *Shu* (dorsal) do Fígado, os pontos dos meridianos do Vaso Concepção e do Fígado, por meio do método de sedação que pode ser associada à Moxabustão.

Os pontos B18 e F14, em combinação com pontos *Shu* (dorsal) e *Mo* (frontal), servem para limpar o Fígado e eliminar o bloqueio. O ponto VC17, que é ponto *He* (mar) de *Qi*, serve para tratar todos os transtornos de Qi e, em combinação com CS6, servem para suavizar a cavidade torácica e regular a função do diafragma. O ponto VC22 tem a função de eliminar o fleuma e suavizar a laringe. O ponto E40 regula a função do Estômago e elimina a fleuma. O ponto BP6 e E36 fortalecem o Baço e o Estômago, ajudando na eliminação do fleuma e umidade.

Quando ocorre a ansiedade que prejudica a mente, como intranquilidade, angústia, tristeza, vontade de chorar, suspiros, sensação de sufocamento, por conta de depressão prolongada que esgota o *Qi* do Coração e consome o sangue, deve-se promover a fluidez do *Qi*, nutrir o Coração, tranquilizar a mente, confortando o peito, mediante seleção de pontos *Shu* do Coração, os pontos dos meridianos do Vaso Concepção, dos meridianos da Circulação-Sexo como os principais, aplicando em método de Tonificação e associada com Moxabustão.

Os pontos B15 e VC14, em combinação com os pontos *Shu* dorsais e Mo frontal, tem a função de nutrir o *Qi* do Coração e beneficiar o sangue. O ponto B43 é um ponto importante para tratar todo tipo de deficiência e é muito eficaz para enfermidades crônicas. O ponto VC17, que é ponto "mar de *Qi*", canaliza o *Qi* e elimina a perturbação torácica. O ponto C7 sustenta o Coração e acalma a mente. O ponto CS6 suaviza o peito e regula a função do diafragma, harmonizando a função do Estômago.

Em razão da deficiência energética do Coração e Baço, por causa de excessiva preocupação, palpitação, insônia, amnésia, por exemplo, deve-se fortalecer o Baço e beneficiar o *Qi*, alimentar o sangue, escolhendo-se pontos *Shu* dorsais, dos meridianos do Baço e Estômago, em método de Tonificação associando-se com Moxabustão.

Os pontos B15 e C7 contribuem para a sustentação de *Qi* do Coração e tranquilizar o Coração e a mente para reação. Os pontos B20, VC12 e E36 fortalecem o Baço e o Estômago, beneficiando o *Qi* e o sangue. O ponto BP6 fortalece o Baço e seda o Fígado, ao passo que o ponto VG20 contribui para a subida do *Qi* e mantém a energia ancestral.

A angústia, a irritabilidade, palpitações, insônia, sudação noturna, menstruação irregular, são alguns sintomas de deficiência de *Yin* e excesso de fogo que lesam o Fígado, de modo que o *Qi* do Fígado não circula devidamente, e o bloqueio por longo tempo converte-se em fogo.

O tratamento consiste em tonificar o *Yin* e eliminar o calor, acalmar o Coração e tranquilizar a mente, escolhendo pontos *Shu* dorsal e pontos dos meridianos *Shaoyin* do pé e *Shaoyin* da mão como pontos principais, aplicando-se em método de tonificação.

Os pontos B15 e C6 nutrem o *Yin* e limpam o calor do Coração. O ponto B18 e F5 sustentam o *Yin* do Fígado. O ponto B23 e R3 nutrem o *Yin* renal. O ponto B20 fortalece o Baço e sustenta o sangue com a finalidade de beneficiar a fonte de energia pós-natal, e o ponto F3, que suaviza o Fígado, conduzindo a energia para baixo, é aplicado para casos de tontura e vertigem.

6.7 Diarreia

A diarreia manifesta-se pelo aumento da frequência de evacuações com fezes moles ou aquosas. Ocasiona-se pela alteração dos órgãos internos, sobretudo do Baço-Pâncreas, Estômago e Intestinos.

A diarreia aguda é ocasionada pela disfunção do trato digestivo causada pelo acometimento de frio-umidade ou pelo calor de verão que penetram o Estômago e os intestinos, provocando, por associação dos fatores patogênicos, a estagnação e a desarmonização das funções de transporte e transformação destas duas vísceras. A ingestão de alimento impróprio, crus, frios ou contaminados são outros fatores predisponentes.

Por frio-umidade, a diarreia é aquosa, com dor abdominal e borborigmo, ausência de sede.

Por umidade-calor, a diarreia se apresenta com fezes amarelas, quentes, moles e fétidas, acompanhada de dor abdominal, urina escassa e castanha.

O tratamento deve ser para normalizar a função do Estômago e dos Intestinos.

Utilizar os pontos VC12, que é ponto *Mo* frontal do Estômago, e E25, que é ponto *Mo* frontal do Intestino Grosso, e servem para normalizar a função do Estômago e do Intestino Grosso para aumentar a função de transformação e transporte. O ponto E36, para função de abaixar o *Qi* do Estômago. O ponto VC6, em conjunto com o VC12, é eficaz para fornecer calor ao Baço e ao Estômago, para dissipar o frio. A Moxabustão é aplicável. O ponto BP9, para normalizar o *Qi* do meridiano do Baço-Pâncreas e recuperar a sua função que é de transportar os líquidos orgânicos da essência vital e aumentar, também, a diurese, para que as fezes fiquem mais consistentes.

A diarreia crônica acontece em virtude da insuficiência de *Yang* do Baço-Pâncreas e do Estômago, ou pela deficiência de *Qi* ocasionada pela doença prolongada. Acarreta dificuldade de digestão e, consequentemente, prejudica a função de digestão, pois o *Qi* do Baço-Pâncreas não dispersa e pela deficiência de *Yang* vital dos Rins.

O tratamento deve ser feito para fortalecer o Baço-Pâncreas e o Estômago e aquecer o *Yang* dos Rins, tonificando-se os pontos além do uso da Moxabustão.

Utilizar os pontos VC12, E25 e E36, com a finalidade de recuperar o *Yang* do Baço-Pâncreas, fortalecendo a função de transporte e de transformação, devendo efetuar a Tonificação e Moxabustão.

Aplicando-se Moxabustão nos pontos VG4 e VC4, fortalecem o *Yang* dos Rins, aquece e nutre o Baço-Pâncreas e os Rins, além de normalizar a função de digestão.

Os pontos B20 e F13, usados em combinação, fortalecem o Baço-Pâncreas.

A diarreia pode ser desencadeada após momentos de insegurança, medo, pânico e preocupação.

6.8 Fadiga / Estresse

A fadiga, como sintoma fundamental, é discutida pela Medicina Chinesa sob o título de "Exaustão" (*Xu*, "deficiência"; *Lao*, "fadiga"). Descreve não apenas o sintoma, mas também sua causa básica, ou seja, uma deficiência do *Qi* do corpo. O termo *Xu Lao* significa, literalmente, "fadiga por deficiência".

Nem sempre a fadiga é causada por uma deficiência. Pode ser por uma condição de excesso. Por exemplo, um resfriado ou uma gripe, que constitui invasão por Vento-Frio ou Vento-Calor exteriores.

Uma constituição fraca, ou seja, a fraqueza constitucional (hereditária) é uma causa frequente de fadiga; a constituição dos pais, a saúde e a idade no momento da concepção; as condições de gravidez e o desenvolvimento no parto; nos cinco órgãos *Yin*; coração: nervosismo e sono perturbado na infância; pulmões: propensão a resfriados e às doenças do peito na infância; Baço-Pâncreas: músculos fracos e cansaço físico na infância; Fígado: miopia e cefaleias na infância; Rins: enurese noturna e temores na infância.

Um excesso de trabalho físico ou mental, longas horas de trabalho sem o repouso adequado e trabalho sob condições estressantes também são causas, assim como o excesso de esforço no curso do trabalho e excesso de exercício ou atividades esportivas.

Uma dieta alimentar inadequada e irregular enfraquece diretamente o Estômago e Baço-Pâncreas e causa, por conseguinte, fadiga crônica, uma vez que o Estômago e Baço-Pâncreas são a origem do *Qi* e do sangue.

Causas de doenças severas ou qualquer doença grave e prolongada pode resultar em deficiência do Baço-Pâncreas e, portanto, em fadiga crônica.

A atividade sexual excessiva causa uma deficiência dos Rins e é mais comum entre os homens do que entre mulheres.

A mulher, após o parto, apresenta, obviamente, um quadro de muito cansaço, tendo em vista que o *Qi* e o sangue estão esgotados pelas demandas da gravidez e do parto.

O uso prolongado e contínuo de drogas é uma causa moderna e importante de fadiga crônica e letargia.

Padrões de tratamento pela deficiência de *Qi* do Coração: deve-se fortalecer o Coração e tonificar o *Qi*. Os pontos C5 e CS6 tonificam o *Qi* do Coração. O ponto B15 e o ponto *Shu* posterior do Coração também tonificam o *Qi* do Coração, especialmente com Moxabustão direta. O ponto VC17 é o ponto *Mo* frontal do Triplo Aquecedor e tonifica o *Qi* do Pulmão e do Coração. O ponto VC6 tonifica o *Qi* em geral.

Padrão de tratamento pela deficiência de sangue do Coração, proveniente de problemas emocionais como tristeza, geralmente em um fundo de deficiência geral de *Qi* e sangue. É quase sempre enraizado em uma deficiência de Baço-Pâncreas, uma vez que é o *Qi* do Baço-Pâncreas é que gera o sangue. Para tratamento, deve-se nutrir o sangue e fortalecer o Coração. O ponto C7 nutre o sangue do Coração e acalma a mente. O ponto CS6 tonifica o *Qi* do Coração e acalma a mente. Os pontos VC14 e VC15 nutrem o sangue do Coração e acalmam a mente. O ponto VC4 nutre o sangue e acalma a mente. Os pontos B20 e B17 (apenas com Moxabustão) tonificam o sangue. Os pontos E36 e BP6 tonificam o sangue e o *Qi*. Além disso, o BP6 acalma a mente. Todos os pontos com métodos de Tonificação, e a Moxabustão pode ser utilizada.

6.9 Gastralgia

A dor de Estômago causada por refeições irregulares que prejudicam o Baço e o Estômago, provoca uma distensão e dor no epigástrio, dor agravada com pressão e após as refeições, eructação com odor desagradável, anorexia, revestimento da língua grosso e viscoso, pulso profundo e forçado.

Neste caso, deve-se selecionar os pontos VC12, E25, VC6 e E36, que têm a finalidade de regular a função do Estômago e dos Intestinos, e o ponto E44 é eficaz no tratamento da estagnação de alimentos. Todos esses pontos têm a função de recuperar as funções de digestão e transporte.

O Estômago afetado pelo ataque do *Qi* do Fígado por uma causa emocional como a ira, a angústia e a depressão mental prejudicam o Fígado, que perdendo a sua propriedade de estender-se livremente, faz que o *Qi* invada o Estômago levando à obstrução na circulação de *Qi* que se manifesta por dor paroxísmica no epigástrio, dor abrangente na região hipocondríaca, pode manifestar náusea, acidez, distensão abdominal, anorexia, com pulso profundo e em arame.

Nesse caso, utiliza-se com método de sedação, selecionando-se os pontos VC12 e E36 para promover a função de fazer subir o claro e descer o turvo do Estômago. O ponto CS6 tem a função de eliminar a depressão e a angústia. Os pontos F14 e VB34 têm a função de acalmar o *Yang* do Fígado e da Vesícula Biliar.

A deficiência do Baço-Pâncreas e do Estômago com a estagnação de frio, ocasionado pela fraqueza e deficiência do aquecedor médio, que aumenta com a alimentação desregrada, pela fadiga mental ou pelo ataque de frio perverso, manifestando uma dor contínua no epigástrio, cansaço geral, regurgitação de fluido fino, dor que pode ser aliviada com pressão e calor, revestimento da língua fino e branco, pulso profundo e lento.

Esta forma de gastralgia é causada pela insuficiência de *Yang* no aquecedor médio e pela deficiência de Baço-Pâncreas e de Estômago. Nesse caso, utiliza-se com método de tonificação e moxabustão, os pontos selecionados B21 e VC12, B20 e F13, que é uma combinação de pontos dorsais (*Shu*) e frontais (*Mo*), juntamente com os pontos CS6 e E36, que agem como pontos secundários e servem para regular a função do Estômago, acalmando a dor gástrica.

6.10 Hipertireoidismo

A MTC considera o hipertireoidismo como resultante do estado emocional de angústia ou de frustração, fato este que impede o *Qi* do Fígado ou do Baço-Pâncreas de fluir por meio dos meridianos. Em consequência, gera o fogo que esgota o *Yin* do Coração, fazendo acumular a mucosidade e, gradualmente, obstruindo os meridianos do pescoço.

O tratamento do hipertireoidismo é direcionado para espalhar o *Qi* do Fígado e drenar o fogo, de tal forma a dissolver o acúmulo. A ocorrência e o desenvolvimento desta doença estão estritamente relacionados ao estado emocional do paciente, especialmente a ansiedade, que deve ser tratada, e o repouso e uma dieta adequada são fatores importantes na cura do processo.

O esquema de tratamento escolhido utiliza, como pontos principais, CS5 para drenar o fogo do Coração; o ponto BP6 para regular os três canais *Yin* da perna (Fígado, Baço-Pâncreas e Rins); e o ponto *Qiying* (ponto extra), que tem a função de dissolver o *Qi* acumulado nos meridianos do pescoço, e *Jiaji* (pontos extras) ao longo da terceira e quinta vértebras cervicais.

Ainda, como pontos complementares, o C6, ponto de acúmulo do meridiano do Coração; o ponto R7 ponto *King* (mar) do meridiano dos Rins, têm a função de clarear o calor, nutrir os Rins e fazer parar a transpiração; o ponto C7, fonte do meridiano do Coração, é usado associadamente com o *Anmian* (ponto extra) para acalmar o espírito no tratamento de palpitações e insônia; o ponto F3 pacifica o Fígado e o VB20 drena o *Yang* excessivo. Todos esses pontos juntos são utilizados no tratamento de face enrubescida e irritação. O ponto CS6 para taquicardia acalma o Coração e os pontos B2, E2 e *Shangtianzhu* (ponto extra) são selecionados pelas suas proximidades com os olhos. A Moxabustão pode ser feita, direta ou indiretamente, no ponto P3 e em outros pontos listados no tratamento de bócio, podem ser escolhidos.

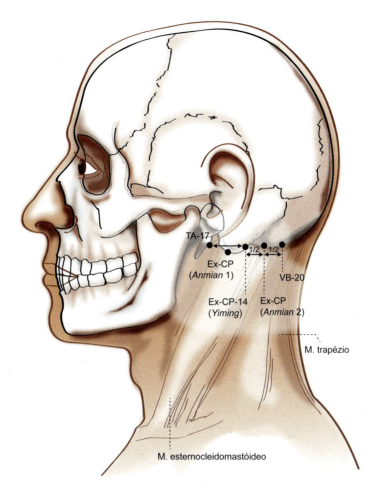

FIGURA 6.3 – *Yiming* e *Anmian* 1 e 2.

6.11 Insônia

Entende-se como insônia: não poder conciliar o sono, a incapacidade de adormecer com facilidade, acordar durante a noite, sono inquieto, acordar muito cedo, o sono perturbado pela presença de sonhos.

Uma das relações está ligada ao Coração e mente. A quantidade e qualidade do sono dependem do estado da mente (*Shen*). A mente é enraizada no Coração. O Coração sendo saudável e o sangue abundante, a mente é devidamente enraizada e o sono será profundo. Se o Coração for deficiente ou agitado por fatores patogênicos, a mente não é devidamente enraizada e o sono será afetado.

Outra relação está no corpo e mente com a deficiência de sangue ou o fator patogênico, como o fogo, pode afetar a mente. O estresse emocional afetando a mente pode causar uma desarmonia dos órgãos internos. Uma desarmonia dos órgãos internos, por deficiência ou excesso, afeta o sangue e a essência. A Essência e o *Qi* são a raiz da mente (os "Três Tesouros"), a mente não terá residência.

Situações como esforço excessivo e preocupação são prejudiciais ao Baço-Pâncreas (deficiência), os pulmões e o Coração. O Excesso de trabalho mental excessivo, sem descanso, condições de estresse intenso, enfraquece o *Yin* do *Rim*, que não nutre o *Yin* do Coração. Tensão emocional. A raiva gera ascensão do fogo do Fígado. Outro fator é a alimentação irregular, como comer em excesso, ingerir de alimentos gordurosos e quentes, forma mucosidade-calor no Estômago. A perda de sangue durante o parto pode provocar a deficiência de sangue no Fígado. A invasão de vento-calor gera calor interno. Aloja-se no diafragma esgotando o Coração. A fraqueza constitucional do Coração e da Vesícula Biliar também influencia. A Vesícula Biliar é a mãe do Coração, portanto, se a Vesícula Biliar for fraca, será tímido, medroso e indeciso.

Para o tratamento, devem-se selecionar os pontos correspondentes de acordo com a avaliação etiológica.

Como pontos principais, deverão ser utilizados o C7, que é o ponto fonte (*Yuan*) do meridiano do Coração, para acalmar o Coração e a mente; o ponto BP6, que é o ponto de cruzamento dos meridianos *Yin* do pé (Fígado, Baço e Rins), para regular o desequilíbrio entre *Yin* e *Yang* desses três meridianos; e o CS6, que é ponto *Lo* (conectante) do pericárdio (Circulação-Sexo).

Os pontos B15 e B20 que são pontos *Shu* dorsais do Coração e Baço-Pâncreas, para tonificar e nutrir o Coração e Baço-Pâncreas.

O ponto B15 deve ser estimulado juntamente com o ponto B23, além do R3 para tonificar o Coração e os Rins, e para reequilibrar a Água e o Fogo.

Os pontos B18 e o F3 dispersam o Fígado no caso para tratar a insônia causada pela subida de *Yang* do Fígado.

Os pontos E36 e B21 podem ser utilizados para tratar a disfunção do Estômago que causa a insônia (não pode dormir tranquilamente), para regular a função do Estômago e acalmar o aquecedor médio.

6.12 Lombalgias

As dores lombares, em geral, ocorrem em razão do ataque pela energia perversa vento, frio e umidade que provoca dor e sensação de peso, limitação da extensão e flexão, pioram muito com tempo nublado, chuvoso ou frio, irradiação para os glúteos, não há alívio mesmo com repouso; pela deficiência de *Qi* do Rim, que provoca dor insidiosa, lenta e persistente, além de fraqueza na região lombar e joelhos, e alivia com repouso e a congestão do *Qi* e sangue na região lombar em virtude de trauma, como esforço físico, contratura muscular e dor fixa que piora com movimentos ou pressão local.

O sentimento que envolve os Rins que pertence ao elemento água é o medo. Esse sentimento pode ser também um fator desencadeante da lombalgia.

Como pontos principais, VG3 como ponto local e B23 para ativar o *Qi* do Rim e B58 como ponto distal para relaxar a musculatura e ativar a circulação de sangue, associado à Moxabustão para dispersar o frio e umidade.

Para a deficiência de *Qi* do Rim, além dos pontos principais, podem ser utilizados em associação os VG4, R3 e B52.

Para congestão do *Qi* e sangue após trauma, além dos pontos principais, utilizam-se o ponto VG26 para a parte superior e B40, para dor traumática e rigidez lombar.

6.13 Distúrbios mentais depressivos e maníacos

São causadas pelo desequilíbrio entre o *Yin* e o *Yang*, provocado pela excitação emocional, angústia ou raiva.

São doenças do tipo *Shi* (excesso) e sua principal etiologia é o retardo do *Qi* e a estagnação de mucosidade e do fogo.

As doenças depressivas são causadas, frequentemente, pela fadiga mental excessiva e pela depressão mental fazendo que o *Qi* do Fígado fique reprimido e o Baço-Pâncreas falhe na sua função de transporte, assim, os líquidos orgânicos se acumulam convertendo em mucosidade que sobe causando as doenças mentais depressivas.

O indivíduo é calado, indiferente, deprimido, às vezes murmurando algumas palavras, algumas vezes fala incoerente, pode ter anorexia.

O esquema de tratamento consiste em acalmar o Coração e a mente, e restaurar a clareza mental, utilizando os pontos com métodos de Tonificação. Os pontos VG26, P11 e BP1 são usados para readquirir clareza mental, dissipar o calor e eliminar a loucura.

Os pontos B62, VG16 e VG23 são utilizados para dissipar o calor nos meridianos *Yangqiao* e Vaso Governador para tranquilizar a mente. Os pontos dorsais B15 e B18, para eliminar a estagnação de circulação de *Qi* do Fígado e fazer recuperar a função de transporte do Baço-Pâncreas. Os pontos C7 e E40, para eliminar a mucosidade e acalmar o Coração e a mente.

As doenças maníacas são causadas pelo calor excessivo no Fígado ou no Estômago, o qual sobe junto com a mucosidade causando os transtornos mentais. Manifesta-se, também, em alguns indivíduos com desejos reprimidos.

O indivíduo apresenta-se com acesso súbito, precedido de irritação ou mau humor, dor de cabeça, insônia, olhos coléricos, face vermelha. Manifestam-se por querer destruir coisas, por agredir ou pegar as pessoas, por não reconhecer as pessoas conhecidas, por fazer esforços anormalmente grandes, por quadro de anorexia.

O esquema de tratamento consiste em acalmar o Coração e a mente e restaurar a clareza mental, utilizando os pontos com o método de sedação.

Os pontos VG14 e VG26 são utilizados para eliminar o *Yang* excessivo e aclarar a mente em conjunto com o ponto VG16, que, segundo o *Ling-Shu*, "O cérebro é o mar da medula, seu ponto está em *Fengfu* (VG16)".

O ponto CS6, combinado com o ponto E40, serve para regular a função do Estômago e fazer descer a mucosidade para que a mente tenha controle e detenha as manias.

6.14 Neuralgia do trigêmeo

A MTC considera a neuralgia do trigêmeo como ocasionada pelo ataque de vento e de calor externos, o que faz obstruir o fluxo do *Qi* e do sangue nos canais de energia (meridianos). Pode surgir também, em consequência de calor excessivo no Fígado e no Estômago, que ascende para a região cefálica; de *Yin* deficiente ou *Yang* excessivo; de fraqueza do *Yin* dos Rins (líquidos orgânicos), que se torna incapaz de controlar o fogo que ascende para a região cefálica, sem controle.

Como esquema de tratamento utilizando os principais pontos, o ponto B2 ou *Taiyang* (ponto extra), pode ser usado para tratar dor no trajeto do ramo oftálmico do nervo trigêmeo, e nesse ponto, a agulha deve ser direcionada lateral e caudalmente, de tal forma que a sensação de acupuntura irradia-se para a região frontal. O ponto E2 para tratar dor no trajeto do ramo mandibular, direcionando a agulha lateral e caudalmente e de tal forma que a sensação da acupuntura atinja o lábio superior. O ponto E7 e *Jiachengjiang* (ponto extra), para tratar dor no trajeto do ramo maxilar, direcionando a agulha medialmente, de tal forma que a sensação de acupuntura atinja o lábio inferior. Deve-se fazer estimulação leve e moderada, retendo as agulhas por 15 minutos, com manipulação intermitente. O ponto IG4, fonte do meridiano do Intestino Grosso, o e TA5, ponto de reunião do meridiano do triplo aquecedor com o canal de ligação *Yang*, para tratar os sintomas associados ao vento (dor migratória e sensibilidade ao frio). O ponto F3, fonte do meridiano do Fígado, o ponto E44, ponto de fogo do meridiano do Estômago, e o ponto E36, ponto reunião inferior do meridiano do Estômago, para tratar sintomas associados ao fogo ascendente do Fígado e do Estômago (irritabilidade, sede, constipação). O ponto R3, fonte do meridiano dos Rins, para nutrir o *Yin* e o ponto VB20, ponto de reunião do meridiano da Vesícula Biliar com o canal de ligação *Yang*, para clarear o *Yang*, selecionados para tratar *Yin* deficiente ou *Yang* excessivo (fadiga, edema, face enrubescida).

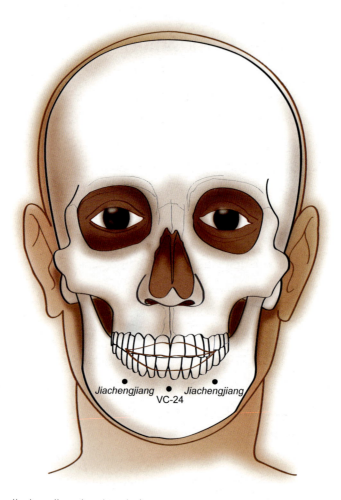

Figura 6.4 – *Jiachengjiang* (ponto extra).

6.15 Tontura e vertigem

Na Medicina Chinesa, a tontura é chamada de *Xuan* (visão borrada) e *Yun* (tontura). O termo tontura inclui uma sensação muito comum de "confusão" ou "obscurecimento", incapacitando o indivíduo de pensar devidamente e de se concentrar.

Quando ocorre o ataque na direção superior do *Yang* hiperativo do Fígado, a aplicação com método de Tonificação nos pontos B23 e R3 fortalecem os Rins, ao passo que em método de sedação nos pontos B18, F2 e VB20, pacifica o *Yang* do Fígado.

Em casos de retenção interior do fleuma-umidade, a aplicação com método de Tonificação nos pontos B20, ponto *Shu* (dorsal) do Baço e o ponto VC12, que é ponto *Mo* (frontal) do Estômago para eliminar a umidade. Com método de sedação, o ponto E40 e o ponto *Lo* do Estômago têm a função de dissolver o fleuma. O ponto E8 é muito eficaz para tontura e o ponto CS6, serve para manter o Estômago em ordem e interromper o vômito.

Em casos de deficiência de *Qi* e sangue, o ponto VC4 fortalece a energia vital, ao passo que os pontos B20, BP6 e E36 revigoram o Baço e o Estômago, que são fontes de *Qi* e da produção de sangue.

6.16 Pontos localizados no ramo externo do meridiano da bexiga para tratamento de alguns sintomas de distúrbios emocionais

As considerações sobre o uso de alguns pontos de Acupuntura interessantes utilizados para tratar problemas mentais e emocionais na MTC localizam-se na linha externa do meridiano da Bexiga, a três *tsun* da linha mediana, em correspondência com os pontos *Shu* posteriores dos cinco órgãos *Yin* e estão relacionados segundo seus próprios nomes a cada ponto com o aspecto mental e espiritual do órgão *Yin* pertinente.

O ponto B42, chamado de "Janela da Alma Corpórea", localiza-se a um e meio *tsun* lateralmente ao ponto B13 que é ponto de assentimento do Pulmão. Utilizada em conjunto com o Ponto B13, fortalece e enraíza a Alma Corpórea nos pulmões, libera a respiração quando a Alma Corpórea é contraída pela preocupação, tristeza ou pesar, além de acalmar a mente, fazendo que o indivíduo se interiorize e se sinta satisfeito consigo mesmo. Fortifica o *Yin* do Pulmão.

O ponto B44, chamado de *Hall* da Mente, localiza-se a um e meio *tsun* lateralmente ao ponto B15, que é ponto de assentimento do Coração. Utilizado em conjunto com o ponto B15, estimula a lucidez e a inteligência da mente, além de acalmar e fortalecer a mente. Clareia o fogo do Coração.

O ponto B47, chamado de Porta da Alma Etérea, localiza-se a um e meio *tsun* lateralmente ao ponto B18, que é ponto de assentimento do Fígado. Utilizado em conjunto com o ponto B18, assenta e enraíza a Alma Etérea no Fígado, fortalecendo a capacidade de planejamento da Alma Etérea, senso de objetivo, sonhos de vida e projetos. É a "porta", portanto facilita o "irevir" da Alma Etérea e da mente, isto é, relacionamentos com outras pessoas e com o mundo em geral.

O ponto B49, chamado de Aposento da Inteligência, localiza-se a um e meio *tsun* lateralmente ao ponto B20, que é ponto de assentimento do Baço. Utilizado em conjunto com o ponto B20, fortalece a Inteligência, clareia a mente e estimula a memória e a concentração. Alivia também a mente e a Inteligência de pensamentos obsessivos, "remoídos", girando mentalmente em círculos.

O ponto B52, chamado de Sala da Força de Vontade, localiza-se a um e meio *tsun* lateralmente ao ponto B23, que é ponto de assentimento do Rim. Utilizado em conjunto com o ponto B23, fortalece a Força de Vontade, o vigor, a determinação, a capacidade de busca de objetivos com um só propósito, o espírito de iniciativa e firmeza.

É interessante notar que existem, na sequência de tratamentos dos distúrbios mentais e emocionais, combinações de pontos que ajudam de forma efetiva, e que o mais interessante nesta combinação é o uso de dois pontos característicos em especial, baseados na relação entre alma e espírito, detalhados especificamente pela MTC.

Essas combinações incluem especialmente os pontos correspondentes aos da chamada Sala de Força de Vontade, B52 com o ponto B23, ponto *Shu* dorsal dos Rins. Estas combinações são excelentes e podem ser utilizadas para diversos sintomas encontrados nos distúrbios mentais e emocionais na formulação terapêutica.

Os pontos B23, B52 e B42 servem para fortalecer a força de vontade, assentar a Alma Corpórea e aliviar as emoções reprimidas no tórax e no diafragma.

Os pontos B23, B52 e B44 servem no nível mental e emocional, harmonizando os Rins e o Coração, fortalecendo a Força de Vontade, a mente e o vigor, acalmando a mente e aliviando a ansiedade, a depressão, a inquietação mental e a insônia.

O uso dos pontos B23, B52 e B47 é uma combinação excelente para tratar exaustão mental e perda de direção e de objetivo, que são sintomas típicos de depressão crônica. Fortalece a força de vontade e o vigor e insufla o sentido de direção e objetivo de vida.

Os pontos B23, B52 e B49 servem para fortalecer a força de vontade e o vigor, aliviar a mente e a inteligência de pensamentos obsessivos, preocupantes e confusos.

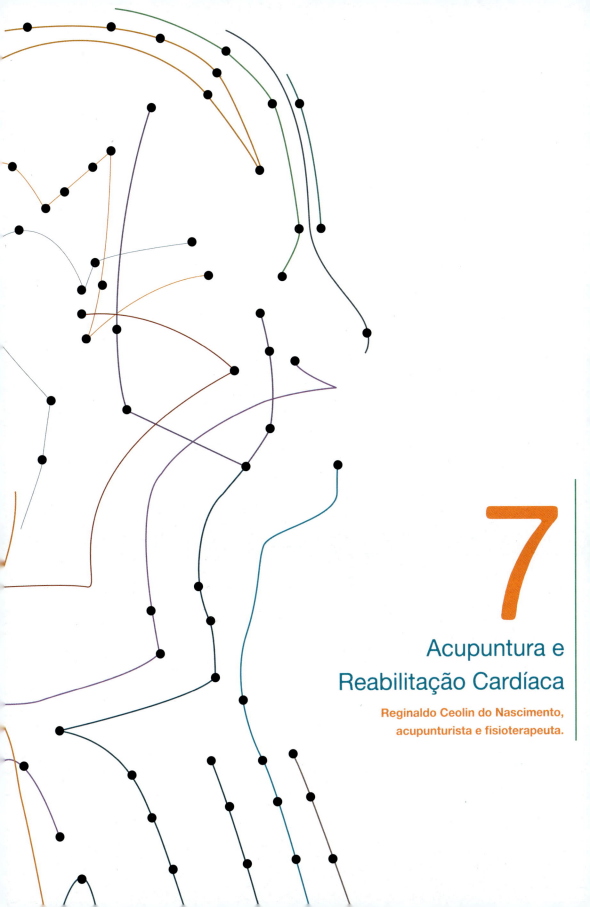

7

Acupuntura e Reabilitação Cardíaca

**Reginaldo Ceolin do Nascimento,
acupunturista e fisioterapeuta.**

Os conhecimentos milenares trazidos da Medicina Tradicional Chinesa (MTC) vêm intrigando a comunidade científica que, por vezes, a idolatra e, por outras muitas, a ridiculariza, talvez por ignorância ou, simplesmente, pela dificuldade de compreender a forma de pensar e agir daqueles estudiosos que buscaram a saúde de seu povo, observando, contemplando e interagindo com a natureza.

A ciência e, particularmente, o conhecimento sobre o homem em todos os aspectos têm avançado à medida que a tecnologia se desenvolve; contudo, conhecimentos milenares, passados de pai para filho por gerações, ainda trazem muitas dúvidas e questionamentos, e, até mesmo, certo preconceito perante a comunidade científica. A MTC, especificamente a Acupuntura, deixou de ser algo puramente empírico, sendo estudada como ciência e compreendida como valioso instrumento na obtenção da saúde, ganhando espaço e respeito na sociedade ocidental, sendo largamente utilizada para o tratamento de várias enfermidades, porém a compreensão do real alcance dessa técnica está longe de ser esgotado.

As alterações fisiológicas provocadas pela inserção de agulhas em determinados pontos, considerados Acupuntura, têm sido incentivo a vários estudos, muitos deles focados na prevenção e tratamento de doenças; contudo, o conhecimento sobre as modificações e contribuições da Acupuntura para o indivíduo saudável, que busca a melhora da *performance*, ou simplesmente como método auxiliar na preparação desse mesmo indivíduo ao iniciar uma atividade física ou, ainda, como meio de tratar ou prevenir o surgimentos de patologias cardiovasculares, ainda é bastante controverso e gera muitas dúvidas e desconfiança. Como será visto adiante, muitas alterações fisiológicas decorrentes da prática da atividade física se fazem presentes em consequência do estímulo com agulhas em pontos específicos, o que faz crer que, corroborado por vários achados científicos, a Acupuntura pode e deve ser um instrumento a somar-se no processo de reabilitação cardiovascular.

Segundo a Organização Mundial de Saúde (OMS), a Reabilitação Cardíaca é o somatório das atividades necessárias para garantir aos pacientes portadores de cardiopatia as melhores condições físicas, mental e social, de forma que eles consigam, pelo seu próprio esforço, reconquistar uma posição normal na comunidade e levar uma vida ativa e produtiva.

A Reabilitação Cardíaca pode ser dividida em fases:
- Fase I: atividades no leito hospitalar.
- Fase II: 3 a 6 meses (1ª etapa extra-hospitalar).
- Fase III: 6 a 24 meses (após liberação da fase II, mas não necessariamente).
- Fase IV: Duração indefinida. Reabilitação não supervisionada ou parcialmente supervisionada.

A Acupuntura poderá atuar em todas as fases, seja de forma primária, ou seja, atuando sobre os fatores de risco, ou ainda de forma secundária, na reabilitação, quando a patologia já se encontra instalada.

Primária (fatores de risco):
- Estresse.
- Tabagismo.
- Obesidade.
- HAS (hipertenção arterial sistêmica).
- Diabetes melito.
- Dislipidemia.

Secundária (patologias instaladas):
- IC (insuficiência cardíaca).
- IAM (infarto agudo do miocárdio).
- RM (revascularização do miocárdio).
- ATCP (angioplastia transluminal coronariana).
- *Stent*.

Várias serão as indicações para a Reabilitação; em algumas, a Acupuntura poderá atuar com mais propriedade que em outras. São indicações para a Reabilitação:

- Insuficiência cardíaca.
- Revascularização do miocárdio.
- Transplante cardíaco.
- Valvopatias.
- Doença arterial coronariana.
- Pacientes com um ou mais fatores de risco.

A Reabilitação pode trazer vários benefícios, entre eles: recuperação da capacidade funcional; retorno precoce ao trabalho; alívio dos sintomas; retardamento do processo aterosclerótico; redução da morbimortalidade; bem-estar geral em coronariopatas e população geral, especialmente quando se associa o que já se conhece de reabilitação: atividades físicas adequadamente supervisionadas e adaptadas às condições do paciente conjuntamente do tratamento por Acupuntura.

7.1 Patologias: visões orientais e ocidentais

Será feito, neste tópico, uma comparação entre o entendimento das patologias cardíacas em uma visão ocidental clássica e como a mesma patologia pode ser entendida segundo os conceitos da MTC. Serão comentadas algumas dessas patologias, por se entender que elas são corriqueiramente encontradas na reabilitação cardíaca, entre elas: Insuficiência Coronariana (ICO); Infarto Agudo do Miocárdio (IAM); Insuficiência Cardíaca; Arritmias; Hipertensão Arterial Sistêmica (HAS).

Contudo, antes de abordar essas patologias, deve-se compreender que, na MTC, as cardiopatias, muitas vezes, têm relação com a chamada dor torácica obstrutiva, que pode ser de três tipos: *Xin Tong* (dor do Coração), *Zhen Xin Tong* (dor autêntica do Coração), *Jue Xin Tong* (dor no Coração por Colapso do *Yang*). Em relação à dor torácica crônica, sua origem ou raiz geralmente é relacionada a uma deficiência, já sua manifestação, ou seja, os sintomas, estão relacionados a excessos. Como conduta de tratamento, sugere-se que se deva priorizar as manifestações na fase aguda e tratar a raiz na fase crônica.

De maneira mais generalizada, é possível citar alguns pontos de Acupuntura normalmente utilizados para o tratamento de várias cardiopatias separados por meridianos. São eles:

- Coração: C7, C6.
- Pulmão: P7, P6.
- Circulação-Sexo: CS6, CS5, CS4.
- Estômago: E18, E36, E40.
- Baço-Pâncreas: BP6, BP10.
- Bexiga: B15, B14, B13, B17, B20, B23.
- Rim: R3.
- Fígado: F3.
- Vesícula-Biliar: VB20.
- Vaso Concepção: VC6, VC14, VC17.
- Vaso Governador: VG11, VG14, VG20, VG2.

Serão abordadas, a seguir, algumas das cardiopatias mais comuns e suas diferentes interpretações segundo a visão ocidental e oriental:

7.1.1 ICO (insuficiência coronariana)

A insuficiência Coronariana pode ocorrer por vários motivos. A seguir, seguem as formas mais comuns de sua ocorrência.

Arteriosclerose:

A arteriosclerose senil é a mais comum; não possui etiologia conhecida, contudo, sabe-se que provoca alterações nas artérias, como alterações das fibras elásticas, atrofia das células musculares e substituição destas por tecido fibroso, levando a um espessamento e endurecimento da parede arterial. A superfície arterial torna-se irregular, o que predispõe à coagulação sanguínea no local, com oclusão (entupimento) arterial parcial ou, até mesmo, total, podendo, então, ocorrer áreas isquêmicas (diminuição de oferta de O_2 e substratos energéticos) com a presença de sintomas de angina ou assintomático, com visualização apenas por eletrocardiograma.

Aterosclerose:

A aterosclerose é o espessamento focal da parede arterial com esclerose vasal (lesão da parede vasal, mais especificamente da camada íntima das artérias), acompanhada de depósitos gordurosos (formados especialmente de LDL e triglicérides) e fibras colágenas. Pode-se dizer que a aterosclerose é um tipo de arteriosclerose que, associada a fatores de risco, podem propiciar o desenvolvimento da aterosclerose.

Fatores de risco:
- Idade: 50 a 70 anos.
- Sexo: os homens têm maior acúmulo de gordura, ao passo que as mulheres têm certa proteção, visto que as gorduras são desviadas para a produção de estrogênio; porém, essa proteção desaparece após a menopausa.
- Hiperlipidemia: há maiores chances de haver depósito de gordura (formação de placas de ateroma).

- Tabagismo: aumenta em nove vezes o risco de arteriosclerose.
- Hipertensão: provoca alterações na superfície interna das artérias, facilitando a penetração e fixação de gorduras.
- Sedentarismo: a falta de atividade física predispõe à elevação dos níveis de colesterol total, especialmente do LDL (colesterol ruim – baixa densidade e facilidade para fixar-se na parede arterial), em detrimento da diminuição do HDL (colesterol bom – detergente), além da elevação das triglicérides.
- Histórico familiar: herança genética (desvios metabólicos).

É necessário lembrar que o entupimento das artérias não se deve unicamente ao acúmulo de gordura. As placas gordurosas machucam a parede interna das artérias e provocam sangramentos. O sangue, então, também se concentra e forma coágulos. Além disso, as plaquetas (células sanguíneas que, quando unidas, bloqueiam o sangramento) também se juntam e aumentam ainda mais a placa de obstrução das artérias.

- Origem ou trajetos anômalos: pode ocorrer por má-formação congênita, no qual as coronárias possuem trajetos deslocados ou origem inadequada dando a elas uma condição de pouca eficácia no desempenho de suas funções, o que pode gerar *déficits* na oferta de O_2 e substrato energético as células cardíacas.
- Espasmo Coronariano: geralmente, é induzido pelo esforço ou pelo estresse. Ocorre uma hipercontratilidade da parede arterial induzida pela aterosclerose, ou pela concentração aumentada de agentes vasoconstritores ou, ainda, por disfunções do endotélio.
- Arterite Coronariana (vasculite da artéria coronária): a causa mais comum se deve a poliarterite nodosa, contudo, pode haver outras causas, como lúpus eritematoso, artrite reumatoide, endocardite infecciosa, salmonelose e sífilis.

Procedimentos:

ATCP + *Stent*

Esta técnica, introduzida no Brasil a partir de 1977, aumentou em muito as chances de quem sofria de insuficiência coronariana, visto que, embora seja um método invasivo, ele é uma opção bem menos agressiva que a revascularização.

A técnica consiste da colocação de um cateter via artéria femoral ou braquial até próximo à área obstruída em que será introduzido um fio com um pequeno balão em sua ponta, esse balão é inflado no local do bloqueio parcial (injetado soro fisiológico). Nesse momento, pode e, geralmente, ocorre uma esfoliação e desnudamento do endotélio com resposta inflamatória local. A capa fibromuscular que cobre a placa se rompe com o impacto da compressão do balão, permitindo o alargamento da luz arterial; contudo, há a exposição da luz do vaso às camadas mais profundas da placa, o que ativa a agregação de leucócitos e plaquetas, podendo levar a uma reestenose do vaso – até então o procedimento refere-se apenas à angioplastia transluminal coronariana percutânea, que pode vir acompanhada da colocação de um *Stent* (tela de aço inoxidável). Esse procedimento "pegará carona" no ATCP, e por meio da insuflação do balão, o *Stent*, que o envolve, será armado, dando suporte à manutenção dos resultados, sustentando o tecido aterosclerótico e minimizando o contato entre o sangue e os componentes trombogênicos sub internos da parede da artéria; porém, mesmo assim, existe um índice elevado de reestenose de aproximadamente 20% e, diante disso, passou-se a associar o *Stent* a fármacos liberados lentamente pela própria tela e que irão inibir a agregação plaquetária e inibir o processo inflamatório agudo desencadeado, reduzindo em até 60% a taxa de reestenose.

Em ambos os casos, quando do esmagamento da placa de ateroma o balão é esvaziado e retirado (o *Stent*, quando colocado, permanecerá), a artéria estará, finalmente, desobstruída.

RM (Revascularização do Miocárdio)

A decisão quanto à revascularização é critério médico. Em geral, quando se tem mais de 3 coronárias parcialmente obstruídas, ou quando o prognóstico do paciente é muito ruim, decide-se pelo procedimento; caso contrário, será tomada outra atitude, como, por exemplo, o ATCP com ou sem o *Stent*, ou apenas tratamento medicamentoso, ou os dois associados.

O procedimento refere-se a uma clipagem dos pontos anteriores e posteriores à placa de ateroma, interrompendo o fluxo de sangue nesse local, desviando-o, por meio de uma ponte que pode ser feita com a utilização da veia Safena (mais utilizada por ser de grande comprimento – mais pontes com a mesma veia – e fácil acesso; contudo, por não possuir as mesmas características de uma artéria, tenderá a colabar, além de atrair o acúmulo de gordura, por isso é muito comum a ponte ser bloqueada logo após sua realização; com o passar do tempo, a veia Safena adquire características de artéria adaptada às condições de pressão impostas). A segunda ponte mais realizada é a ponte com a artéria mamária (fica ao lado do coração, já é uma artéria perfeitamente adaptada à função que executará, porém é pequena e, portanto, não pode ser parte de muitas pontes – por conta disso, muitos médicos preferem usá-la para pontes mais proximais, ou seja, quando o bloqueio causaria danos maiores ao miocárdio). A terceira opção seria utilizar a artéria Radial (embora seja uma artéria, também é curta, além de fina, o que explica a sua pouca utilização, além de causar edemas em membros superiores com frequência). E, por último, poderia se utilizar a artéria Gastroepiploica (o autor deste capítulo não conhece nenhum caso visto que fosse de difícil acesso – no abdômen profundamente – e exigiria uma cirurgia de grande porte para retirá-la).

7.1.1.1 ICO na MTC

Relacionada ao acúmulo de mucosidade, gerando estase de sangue.

Origem:
- Deficiência de *Yang* de Baço-Pâncreas.
- Deficiência do *Yang* e *Yin* do Rim.
- Deficiência do *Qi* de BP e Pulmão.
- Estagnação do *Qi* de Fígado.

Deficiência do *Yang* do Baço-Pâncreas

Manifestações clínicas: anorexia; distensão abdominal após a refeição; cansaço; compleição pálida ou branca-brilhante; debilidade dos quatro membros; perda de fezes; edema; calafrios; e membros frios.

Língua: pálida, edemaciada e úmida.

Pulso: debilitado, lento e profundo.

Tratamento: VC12, E36, BP3, BP6, B20, B21, BP9, VC9, E28, B22.
- VC12, E36, BP3, BP6, B20, e B21: tonifica o *Qi* do BP (os dois últimos para tratar patologias crônicas de deficiência de BP e E).
- BP9: resolve a umidade no Aquecedor Inferior.
- VC9, E28, e B22: podem estimular o Baço nas suas funções de transformar e transportar os fluidos e resolver o edema.

Deficiência do *Yang* e *Yin* do Rim

Deficiência do *Yang* do Rim:

Manifestações clínicas: lombalgia, joelhos frios, frios nas costas, urina clara e abundante, apatia e perda de fezes.

Língua: pálida, edemaciada e úmida.

Pulso: profundo e debilitado.

Tratamento: B23, VG4, VC4, VC6, R3, R7, B52, *Jinggong*.
- B23: tonifica o *Yang* do Rim.
- VG4: fortalece o fogo do portão da vitalidade (*Mingmen*) – Moxa.
- VC4: tonifica o *Yang* do Rim e o *Qi* original – Moxa.
- VC6: tonifica o *Yang* do Rim.
- R3: tonifica o Rim.

- R7: específico para tonificar o *Yang* do Rim.
- B52: tonifica o Rim, especialmente no seu aspecto mental, ou seja, na força de vontade.
- *Jinggong*: tonifica o *Yang* do Rim e aquece a essência.

Deficiência do *Yin* do Rim:

Manifestações clínicas: boca seca à noite; sudorese noturna; memória debilitada; lombalgia; tontura etc.

Língua: vermelha, ausência de saburra e escura.

Pulso: flutuante, vazio e rápido.

Tratamento: VC4, R3, R6, R10, R9, BP6, VC1.

- VC4: sem Moxa, tonifica o *Yin* do Rim.
- R6: específico para tonificar o *Yin* do Rim e beneficia a garganta.
- R10: específico para tonificar o *Yin* do Rim.
- R9: tonifica o *Yin* do Rim, útil no caso de ansiedade e tensão emocional originadas no Rim.
- BP6: tonifica o *Yin* do Fígado e do Rim e acalma a mente.
- VC1: tonifica o *Yin* do Rim e a Essência (*Jing*).

Deficiência do *Qi* de BP e Pulmão

Manifestações clínicas: anorexia, cansaço, perda de fezes, voz debilitada, dispneia leve, compleição brilhante e branca, e sudorese espontânea leve.

Língua: pálida.

Pulso: vazio, especialmente do lado direito.

Tratamento: E36, BP3, B20, B21, P9, B13, VG12.

- E36: tonifica o *Qi* do Baço.
- BP3, B20 e B21: tonificam o *Qi* do Baço.
- P9 e B13: tonifica o *Qi* do Pulmão.
- VG12: tonifica o *Qi* do Pulmão (+ condições crônicas).

Estagnação do *Qi* do Fígado

Manifestações clínicas: dor no hipocôndrio e distensão torácica; depressão; estado temperamental; náusea; vômito; sensação de caroço na garganta; Tensão Pré-menstrual (TPM).

Língua: coloração pode ser normal.

Pulso: em corda, especialmente no lado E.

Tratamento em sedação: VB34, F3, F13, F14, TA6, CS6.

- VB34: regulariza o *Qi* do Fígado e influência a região do hipocôndrio.
- F3: regulariza o Qi do Fígado afeta especialmente a garganta.
- F13: regulariza o *Qi* do Fígado no Aquecedor médio especialmente quando invade o Baço.
- F14: regulariza o *Qi* do Fígado no Aquecedor médio especialmente quando afeta o Estômago.
- TA6: regulariza o *Qi* do Fígado e afeta, especialmente as laterais do corpo.
- CS6: Regulariza o *Qi* do Fígado quando a estagnação for causada por alterações Emocionais.

7.1.2 IAM (infarto agudo do miocárdio)

É a necrose de uma parte do músculo cardíaco causada pela ausência da irrigação sanguínea que leva nutrientes e oxigênio ao coração. É o resultado de uma série complexa de eventos acumulados ao longo dos anos, mas pode ser caracterizado pela oclusão das artérias coronárias em razão de um processo inflamatório associado à aderência de placas de colesterol em suas paredes. O desprendimento de um fragmento dessas placas ou a formação de um coágulo de sangue, um trombo, dentro das artérias acarreta o bloqueio do fluxo de sangue, causando sérios e irreparáveis danos ao coração (necrose do músculo cardíaco). Logo, não há reparação para o ocorrido, contudo, o pronto atendimento, quando da ocorrência desse evento, propiciará menores sequelas, além de identificar possíveis áreas de risco comuns (mediante uma coronariografia –

cateterismo com contraste), visto que, se o paciente teve uma coronária entupida, outras provavelmente apresentarão uma oclusão em maior ou menor grau.

Sintomas:
- Dor fixa no peito ou sensação de compressão (pode durar por mais ou menos 30 minutos).
- Ardor no peito (confundido com azia – 70% dos casos atendidos como emergência cardiológica eram, na realidade, problemas gástricos; contudo, se houver dúvida, investigar como se fosse um problema cardíaco de fato).
- Dor irradiada do peito para a mandíbula e/ou ombros e braços (geralmente o esquerdo).
- Suor, náuseas, vômito, tontura e desfalecimento.
- Ansiedade, agitação e sensação de morte iminente.

Procedimentos:
- Manter-se calmo e pedir ajuda.
- Se possível, dar à pessoa um comprimido de Aspirina (se não for alérgico).
- Se desfalecer, verificar pulso e respiração e, se for o caso, iniciar ressuscitamento.

7.1.2.1 IAM na MTC (dor autêntica do coração)

Estase severa de sangue durante um longo período.

Dor contínua acompanhada por transpiração fria, face pálida, lábios e membros cianóticos, pulso fino e fraco, língua azulado púrpura.

Diferenciação pela dor:
- Dor em distensão = estagnação Qi + sensação de opressão ou aperto = Mucosidade.

- Dor em queimação = Calor (Mucosidade-Calor), quando muito severo = retenção de frio nos vasos sanguíneos.
- Dor em facada, fixa e sentida como uma faca cortante = estase de sangue.

Na MTC, o Infarto Agudo do Miocárdio é considerado um colapso de *Yang* e pode ocorrer em razão da:
- Estagnação de sangue no Coração.
- Mucosidade turva se estagnando no tórax.
- Estagnação de Frio no Tórax.

Estagnação de Sangue no Coração:

É a evolução do quadro de deficiência do *Yin* e do *Yang* do Coração, além da estagnação do *Qi* que provocará a sintomatologia característica do IAM, como precordialgia sentidas, como picadas ou opressão dolorosa. A dor irradia-se para ombros e braço E (borda medial).

Língua: púrpura, especialmente na área do tórax ou dos lados próximo à ponta.
Pulso: profundo e instável.
Tratamento: B13, B14, B15, VC17, VC14, CS4, CS6, E40, BP10, B17, VC12, VG11, VG10, ID11.

- B13: estimula a descida do *Qi* e para mover o sangue por meio do movimento do *Qi*.
- B14, VC17, B15, VC14: pontos *Shu* posterior e *Mo* frontal do pericárdio e do Coração. Nos casos agudos, aplicar em sedação. O VC17 é aplicado horizontalmente em sentido descendente ou, se houver dor no lado esquerdo do tórax, aplicar horizontalmente em direção ao coração.
- CS4: ponto de acúmulo, cessa a dor, é especificamente indicado em síndromes agudas.
- CS6: ponto de Conexão e de abertura do Vaso de ligação *Yin*. Abre o tórax, move o *Qi* e o sangue e remove obstruções.
- E40: abre o tórax (combinado com CS6) e contém o *Qi* rebelde.
- B10: move o sangue.

- B17: move o sangue e relaxa o diafragma.
- VG12, VG11 e VG10: move o *Qi* e o sangue no tórax.
- ID11: move o sangue no tórax; é escolhido caso a dor se estenda para a escápula.

Mucosidade turva se estagnando no tórax

Há uma interação entre a mucosidade e a estase de sangue, já que uma agrava a outra.

Manifestações clínicas: sensação pronunciada de opressão no tórax, que se estende para os ombros e para a parte superior das costas; dispneia; sensação de peso; tontura; expectoração de escarro branco.
Língua: corpo inchado, revestimento espesso e branco
Pulso: escorregadio.
Tratamento: CS6, B14, B15, VC17, VC14, E40, VC12, VC9, BP6, B13, P7, P9.
- CS6: abre o tórax e fortalece o *Yang* da região.
- B14, B15, VC17, VC14: pontos *Shu* e *Mo* de pericárdio e coração, pode-se utilizar Moxa para fortalecer o *Yang*.
- E40, VC12, VC9, e BP6: eliminam a mucosidade. Além disso, E40 abre o tórax e contém o *Qi* rebelde.
- VC12 deve ser tonificado o restante sedado.
- B13 e P7: abrem a passagem do pulmão, para facilitar a eliminação da mucosidade.
- P9: elimina a mucosidade do Pulmão.

Estagnação de Frio no Tórax

Frio externo obstruindo a circulação do *Yang Qi* provocado por deficiência do *Yang* dos Pulmões e do Coração.

Manifestações clínicas: dor severa no tórax, parecido a uma câimbra, se estendendo para a escápula; sensação de aperto no tórax; palpitações; dispneia; dificuldade em deitar; tez pálida; membros frios. Em casos severos, pode ocorrer cianose dos lábios e unhas; transpiração fria; dor severa e contínua.

Língua: pálida, azulado púrpura.

Pulso: profundo, fraco.

Tratamento: B14, B15, VC17, VC14, CS6, VG20, VC6, VC8, E36.

- B14, B15, VC17, VC14, CS6: podem ser usado na sedação ou na harmonização
- VG20: Moxa para elevar o *Yang*.
- VC6 e VC8: Moxa usados para aquecer o *Yang* e expelir o Frio. Cones de Moxa são aplicados no VC8, após preencher o umbigo com sal.
- E36: Moxa sobre a agulha, reforçando-o para tonificar o *Yang* e expelir o frio.

No IAM, alguns procedimentos de emergência podem ser tomados em relação à MTC, entre eles: promover a sangria de pontos como o TA3, C8, CS9 e ápice da orelha (ou pelo menos nos dois últimos).

7.1.3 IC (insuficiência cardíaca)

O coração é um músculo formado por duas metades – D e E. Quando uma dessas cavidades falha como bomba, não sendo capaz de enviar adiante todo o sangue que recebe, diz-se que há IC. Ela não é uma doença do coração por si só. É uma incapacidade do coração de efetuar as suas funções de forma adequada como consequência de outras enfermidades, do próprio coração ou de outros órgãos. Ela pode se apresentar de duas formas:

- IC Aguda: um acometimento súbito e catastrófico e que ocorre em virtude de qualquer situação que torne o coração incapaz de uma ação eficaz; geralmente é consequência de um infarto do miocárdio ou de uma arritmia severa do coração. Pode ser provocada por doença não cardíaca, como hemorragia severa, traumatismo cerebral grave e o choque elétrico de alta voltagem.

- IC Congestiva: pode aparecer de modo agudo, mas geralmente se desenvolve gradualmente, às vezes, durante anos. Sendo uma condição crônica, gera a possibilidade de adaptações do coração, o que pode permitir uma vida prolongada, às vezes com limitações (se tratada corretamente). Basicamente, ocorre um acúmulo de sangue nos capilares pulmonares – o coração (Ventrículo Esquerdo) não consegue bombear todo o sangue para a aorta, sobrando parte dele dentro do ventrículo, logo o átrio E também terá uma sobra, pois não há espaço para o sangue seguir para o ventrículo, começa acumular sangue na veia pulmonar e, por consequência, nos capilares pulmonares – por diferença de pressão, a água contida no sangue passa a migrar para dentro do pulmão (edema pulmonar), inicia a dispneia do paciente mesmo com queda de Saturação de O_2. A ICC pode ocorrer por falha da bomba direita e, nesse caso, o produto final será edema de MMSS e MMII (embora muito menos comum esse tipo de ICC pode ocorrer).

Causas:
- Doenças aterosclerótica do coração, levando a um IAM de grandes proporções (comum em indivíduos mais jovens – possíveis candidatos a desenvolver a doença), o que pode afetar e alterar a contratilidade cardíaca.
- Doença de Chagas – causa cardiomegalia, aumentado o tamanho das cavidades cardíacas (Ventrículo) com redução na força de contração (inibição do mecanismo de Frank Starling).
- HAS ou estenose (estreitamento) da válvula aórtica (exige maior esforço do miocárdio).
- Enfisema Pulmonar (aumento da resistência para o Ventrículo Direito).
- Hipertireoidismo, anemia severa, doenças congênitas (aumento da quantidade de sangue que retorna ao coração).

- Insuficiência da válvula (prolapso de válvula Mitral) desde que não tratada.

7.1.3.1 IC na MTC

- Deficiência de *Yang* do Rim.
- Deficiência de *Yang* do Baço-Pâncreas.
- Deficiência de *Yang* do Coração.

Deficiência de *Yang* do Rim

Manifestações clínicas: lombalgia, joelhos frios, frios nas costas, urina clara e abundante, apatia e perda de fezes.

Língua: pálida, edemaciada e úmida.

Pulso: profundo e debilitado.

Tratamento: B23, VG4, VC4, VC6, R3, R7, B52, *Jinggong*.
- B23: tonifica o *Yang* do Rim.
- VG4: fortalece o fogo do portão da vitalidade (*Mingmen*) – Moxa.
- VC4: tonifica o *Yang* do Rim e o *Qi* original – Moxa.
- VC6: tonifica o *Yang* do Rim.
- R3: tonifica o Rim.
- R7: específico para tonificar o *Yang* do Rim.
- B52: tonifica o Rim, especialmente no seu aspecto mental, ou seja, na força de vontade.
- Jinggong: tonifica o *Yang* do Rim e aquece a essência.

Deficiência do *Yang* do Baço-Pâncreas

Manifestações clínicas: anorexia; distensão abdominal após a refeição; cansaço; compleição pálida ou branca-brilhante, debilidade dos quatro membros; perda de fezes; edema; calafrios; e membros frios.

Língua: pálida, edemaciada e úmida.

Pulso: debilitado, lento e profundo.

Tratamento: VC12, E36, BP3, BP6, B20, B21, BP9, VC9, E28, B22.

- VC12, E36, BP3, BP6, B20, e B21: tonifica o *Qi* do Baço-Pâncreas (os dois últimos para tratar patologias crônicas de deficiência de Baço--Pâncreas e Estômago).
- BP9: resolve a umidade no Aquecedor Inferior.
- VC9, E28, e B22: podem estimular o Baço nas suas funções de transformar e transportar os fluidos e resolver o edema.

Deficiência do *Yang* do Coração

Manifestações clínicas: palpitação; dispneia ao fazer esforço físico; cansaço; apatia; sudorese; sensação de plenitude e desconforto no precórdio; sensação de frio; face pálida e brilhante; membros frio (especialmente mãos).

Língua: pálida, úmida e edemaciada.

Pulso: em nó ou profundo-debilitado

Tratamento: C5, CS6, B15, VC17, VC6, VG14.

Tonificação com Moxa:

- C5 e CS6: tonificam o *Qi* o Coração.
- B15: tonifica o *Yang* do Coração com moxa.
- VC17: tonifica o *Yang* do Coração com Moxa quando houver plenitude torácica.
- VC6: com moxa tonifica o *Yang Qi* do organismo e é usado quando a deficiência do *Yang* do Coração for por deficiência do *Yang* do Rim.
- VG14: com moxa também fortalece o *Yang* do Coração.

7.1.4 Arritmias

Alteração do ritmo cardíaco ou da frequência. Alterações do ritmo cardíaco ou das conduções dos estímulos podem ser letais (morte súbita), podem ser sintomáticos (síncopes, tonturas, palpitações) ou assintomáticos.

Tipos:
- Extrassístoles (ES): outras células do coração, localizadas em diferentes partes, podem originar estímulos elétricos capazes de desencadear as batidas cardíacas. Podem ser originadas nas aurículas, nos ventrículos, bem como nos nódulos sinusal e atrioventriculares, que podem superar e dominar os estímulos normalmente lá gerados. As extra-sístoles podem ser supraventriculares (diferentes distâncias entre os QRS[1] após uma sequência de igualdade) ou ventriculares (traçado eletrocardiográfico diferenciado dos demais – geralmente com uma amplitude bem maior). Normalmente, ocorrem aleatoriamente em relação às sístoles normais, contudo podem tornar-se regulares, formando padrões considerados bigeminismo (uma ES para uma sístole normal) e trigeminismo (uma ES para duas sístoles normais).
- Fibrilação: pode ser Atrial (FA – Fibrilação Atrial – 600 bpm), podendo desencadear sístoles ventriculares e/ou ventriculares FV – Fibrilação Ventricular – de maior gravidade que, tolerada por um curto período, podendo ser fatal, pois há uma total incapacidade do ventrículo enviar sangue para os sistemas ("parada cardíaca").
- *Flutter* auricular: podem adquirir um ritmo de 250 a 300 bpm; de cada duas ou três, uma passa para o ventrículo.
- Parada Cardíaca: quando há assistolia, ou seja, cessam todos os batimentos cardíacos; quando de curta duração, pode não ser percebida, porém, quando mais duradoura, pode levar a tonturas, síncope e até morte súbita.

7.1.4.1 Arritmias na MTC

São comumente descritas como palpitações e estão presentes em várias síndromes:
- Estase de sangue no Coração.

---

[1] Traçado eletrocardiográfico que traduz a despolarização dos ventrículos (onda QRS).

- Mucosidade turva estagnando no tórax.
- Deficiência de *Qi* e *Yin* do Coração, Pulmão e Baço-Pâncreas.
- Deficiência de *Yang* de Baço-Pâncreas e Coração.
- Deficiência de sangue do Coração.

Estase de Sangue no Coração
Manifestações clínicas: dor em pontada no tórax, fixa e que piora à noite; palpitações.
Língua: púrpura, especialmente na área do tórax ou dos lados próximo à ponta.
Pulso: profundo e instável.
Tratamento: B13, B14, B15, VC17, VC14, CS4, CS6, E40, BP10, B17, VC12, VG11, VG10, ID11.

Mucosidade turva se estagnando no tórax
Manifestações clínicas: sensação pronunciada de opressão no tórax, que se estende para os ombros e para a parte superior das costas; dispneia; sensação de peso; tontura; expectoração de escarro branco.
Língua: corpo inchado, revestimento espesso e branco.
Pulso: escorregadio.
Tratamento: CS6, B14, B15, VC17, VC14, E40, VC12, VC9, BP6, B13, P7, P9.

Deficiência de *Qi* e *Yin* do Coração e Pulmão
Manifestações clínicas: palpitação; dispneia ao esforço; sudorese (noturna: deficiência de *Yin* do Coração; diurna: deficiência do *Qi* do Pulmão), cansaço, apatia, sensação de calor, rubor malar; agitação mental; tosse seca.
Língua: pálida ou normal (deficiência de *Qi* do Coração e Pulmão) ou vermelha especialmente na ponta (deficiência de *Yin* do Coração e Pulmão), em casos mais graves pode apresentar rachadura central que vai até a ponta com edema nas laterais com ou sem pontos avermelhados.
Pulso: vazio (pressionando mais profundo e abundante na superfície – casos graves); pode apresentar-se flutuante e rápido ou fino-rápido.
Tratamento: C5, CS6, B15, VC17, VC6, C7, VC14, VC15, VC4, B17, B20, P9, P7, VC6, B13, VG12, E36, VC17, B43, B13, VG12, VC4, R6, VC12, P10 (sedar).

Tonificação:

- C5, CS6 e B15: tonifica o *Qi* do Coração.
- VC17: ponto torácico para o *Qi* e tonifica o *Qi* no Aquecedor Superior. Particularmente útil se houver tristeza de causa patológica, pois tonifica o *Qi* do Coração e do Pâncreas.
- VC6: tonifica o *Qi* de todo o organismo.
- C7: tonifica o sangue e o *Yin* do Coração e pacifica a mente.
- CS6: pacifica a mente.
- VC4: tonifica o *Yin* e estabiliza a mente.
- C6: tonifica o *Yin* do Coração e interrompe a sudorese noturna.
- BP6: tonifica o *Yin* e acalma a mente.
- R7: tonifica o Rim e junto com o C6 interrompe a sudorese noturna.
- R6: tonifica o *Yin* do Rim e promove o sono.
- P9, P7, B13, VG12: tonifica o *Qi* do Pulmão.
- VC6: tonifica o *Qi*.
- E36: tonifica o *Qi* do Estômago e do Baço-Pâncreas necessário tonificá-los para que possam nutrir o Pulmão (terra tonifica metal).
- R6: tonifica o *Yin* do Rim, combinado com o P7 tonifica o *Qi* e o *Yin* do Pulmão.
- VC12: tonifica o Estômago e nutre os fluidos.
- P10: sedação para eliminar o Calor-vento do Pulmão.

Deficiência do *Qi* do Baço-Pâncreas

Manifestações clínicas: anorexia; distensão abdominal após ingestão de alimentos; cansaço; lassitude; compleição pálida; debilidade dos membros e diarreia, se de origem à umidade, náusea; plenitude torácica e do epigástrio; e sensação de peso.

Língua: pálida e em casos crônicos laterais edemaciadas e algumas vezes com rachaduras transversais.

Pulso: vazio.

Tratamento: VC12, E36, BP3, BP6, B20, B21.

Tonificação:

VC12, E36, BP3, BP6, B20 e B21: tonifica o *Qi* do Baço-Pâncreas; os dois últimos são frequentemente combinados para o tratamento de patologias crônicas de deficiência de Estômago e de Baço-Pâncreas.

Deficiência do *Yang* de Baço-Pâncreas

Manifestações clínicas: anorexia; distensão abdominal após a refeição; cansaço, compleição pálida ou branca-brilhante; debilidade dos quatro membros; perda de fezes; edema; calafrios; e membros frios.

Língua: pálida, edemaciada e úmida.

Pulso: debilitado, lento e profundo.

Tratamento: VC12, E36, BP3, BP6, B20, B21, BP9, VC9, E28, B22.

Deficiência de *Yang* de Coração

Manifestações clínicas: palpitação; dispneia ao fazer esforço físico; cansaço; apatia; sudorese; sensação de plenitude e desconforto no precórdio; sensação de frio; face pálida e brilhante; membros frio (especialmente mãos).

Língua: pálida, úmida e edemaciada.

Pulso: em nó ou profundo-debilitado.

Tratamento: C5, CS6, B15, VC17, VC6, VG14.

Deficiência de sangue do Coração

Manifestações clínicas: palpitação; tontura; insônia; sono com sonhos inquietantes; memória debilitada; ansiedade; propensão a assustar-se; aspecto pálido e opaco; e lábios pálidos.

Língua: pálida, fina e levemente seca.

Pulso: agitado ou fino.

Tratamento: C7, CS6, VC14, VC15, VC4, B17, B20.

Tonificação com Moxa:

- C7: tonifica o Sangue do Coração e pacifica a mente.
- CS6: tonifica o *Qi* do Coração e pacifica a mente.

- VC14 e VC15: tonificam o Sangue do Coração usado para quando houver ansiedade exacerbada.
- VC4, B17 e B20: tonificam o sangue, o B17 é o ponto de união para o sangue e o B20 é o ponto de transporte posterior para o Baço e tonifica o *Qi* do Baço para produzir mais sangue.

7.1.5 HAS (hipertensão arterial sistêmica)

A Hipertensão Arterial Sistêmica, quanto à sua origem, pode ser de dois tipos distintos: Primária e Secundária.

Primária:
- Fatores periféricos: aumento do volume sanguíneo intravascular por obesidade ou aporte dietético inadequado.
- Fatores de estimulação: aumento da atividade adrenérgica (hiperatividade) ou hipocalemia combinada com hipercalcemia – levando ao aumento da FC e da contratilidade e aumento do tônus da musculatura lisa e da resistência vascular.

Secundária: ocorre em apenas 5% da população com HAS.
- Doenças Renais: alteram o equilíbrio iônico e hídrico do organismo.
- Anticoncepcionais orais: podem alterar a contratilidade da parede dos vasos.
- Feocromocitoma: tumor que leva à produção exagerada de substâncias adrenérgicas que podem favorecer o aumento da resistência vascular periférica.
- Hiperaldosterismo: aldosterona é um potente vasoconstritor.
- Síndrome de Cushing: produção aumentada de catecolaminas pelas glândulas suprarrenais.
- Hipertireoidismo: contribui para a vasoconstrição.

- Hiperparatireoidismo: idem anterior.
- Síndrome da apneia do Sono: desencadeia uma reação adrenérgica do organismo.
- Coarctação da Aorta: estreitamento na saída da Aorta, o que aumenta a pressão de saída do sangue e, por consequência, isso é distribuído por todo o sistema.

Tratamentos:
- Diretamente por intervenção padrão clínica (medicação) e/ou cirurgia (nos casos de origem secundária);
- Exercícios de resistência de baixa intensidade.

7.1.5.1 HAS na MTC

- Deficiência de *Yin* do Fígado.
- Mucosidade.
- Insuficiência de Sangue no Fígado.

Deficiência de *Yin* de Fígado

Irá gerar hiperatividade do *Yang* do Fígado, Calor e Fogo.

Tratamento:
- VG20, VB20, VB34, BP6, F3 Disp (*Ross*).
- B18, B23, R3, BP6, BP10, VB20, VB34, VB38, F2, F3, VG20 (Auteroche).
- F3, TA5, BP6, R3, F8, VB43, VB38, B2, *Tai Yang*, VB20, VB9, VB8, VB6 (Maciocia).

Mucosidade

Calor interno causado por ingestão excessiva de gordura e condimentos.
Pulso: escorregadio, talvez em Corda ou Retardado.

Língua: talvez aumentada de volume, talvez pálida, saburra espessa gordurosa.

Tratamento:

- VC17, B15, C5, C9, CS5, E40 Disp, VC12-Ton M (Ross).
- C9, CS5, B15, E40, VG26, VC12, B20 (Maciocia).

Insuficiência de Sangue no Fígado

Manifestação clínica: hipertensão; visão turva; dor de cabeça vaga; cansaço, tonteira; fraqueza; insensibilidade ou tremores dos músculos.

Pulso: fino, áspero.

Língua: pálida, fina.

Tratamentos:

- VG20 H; IG4, BP6, E36, F8-Ton (Ross).
- BP6, BP9, BP10, E36, B17, B18, B20, B21, F13, VG9, *Yin Tang*, *Si Shen-Cong* (Ponto extra 6) – (Auteroche).
- B18, B20, B23, B17, F8, BP6, E36, VC4 (Maciocia).

HAS – Protocolo Geral e Técnicas diversas

Protocolo Geral: VG20, VB20, IG11, IG4, E40, BP6, R3, F3.

Técnicas diversas:

- VB 39 e BP 6: especialmente em casos em que a hereditariedade é marcante.
- Dispersar quando a síndrome for de excesso e tonificar quando for deficiência.
- Punção bilateral de P9 tocando levemente a parede da artéria radial (a agulha deve pulsar).
- Sedar R3 com manipulação em casos de extremos de hiperatividade de *Yang* do Fígado levando a tontura severa.
- Tonificar E36 para pacientes com constituição fraca com hipertensão associada a doenças gastrintestinais.

- Puncionar E9 (*Renying*): tocando a parede a artéria carótida. Retenção sem estímulo por 10 segundo e, no máximo, 2 minutos.
- Puncionar VC5 (*Shimen*): ideal para pacientes com hipertensão associada a excesso em VC, distensão abdominal ou mulheres com amenorreia e leucorreia.
- Usando VB20 e IG11: combinados com VG 20, VC 23, E8 , B10, *Taiyang*.
- Agulhas retidas por uma hora com manipulação de sedação a cada dez minutos. Sete a dez dias de tratamento.

7.2 Farmacologia aplicada à cardiopatia: alopatia e fitoterapia

Vários medicamentos são amplamente utilizados no tratamento de pacientes com cardiopatias e, antes de mais nada, não é pretensão deste autor prescrever qualquer medicamento alopático, mas, sim, dar opções para complementar esse tratamento por meio de medicamentos fitoterápicos sem que um seja utilizado em detrimento do outro, alertando que é sempre importante consultar um médico para verificar a possibilidade de utilização conjunta desses fármacos.

Entre os medicamentos alopáticos mais utilizados em cardiopatias variadas, estão os chamados Beta-bloqueadores. A seguir, algumas das suas características mais comuns:

7.2.1 Beta-bloqueadores

Ação principal: redução do tônus simpático por menor liberação de adrenalina na fenda sináptica em decorrência de bloqueio beta pré-sináptico (sistema chave-fechadura). Ou seja, ocorre uma diminuição da frequência cardíaca (FC) e, ainda, diminuição da liberação de renina (realiza a modulação da PA[2] no nível do SNC[3]); diminuição do Débito Cardíaco; readaptação dos pressoceptores; e diminuição da aferência simpática.

Outras ações:

- Anti-hipertensivo: com a diminuição da ação simpática sobre as células Beta localizadas nas artérias, pode haver uma diminuição ou aumento da PA induzida pelo exercício, limitando o aumento da contratilidade; com isso, tem-se a manutenção da luz do vaso e, portanto, a manutenção da resistência vascular periférica.
- Anti-isquêmicos (ou antianginosos): há uma diminuição do consumo de O_2 pelo miocárdio em razão da diminuição da FC; além da diástole tornar-se mais prolongada, aumentando o tempo de perfusão coronariana.
- Antiarrítmicos: não permite que a arritmia seja desencadeada, pois há uma diminuição do automatismo no nó sinusal e nas fibras de purkinge que estejam sofrendo estímulo adrenérgico ocasionando diminuição da frequência sinusal em 10% a 20%.

Efeitos Colaterais: Fraqueza intensa; alterações do sono; bradicardia; hipotensão; depressão psíquica; náusea; vômito; diarreia ou constipação; impotência; e hipoglicemia.
Contraindicações: Absoluta (Asmáticos e ICC).
Outras: (bradicardia; nos diabéticos, pode mascarar sintomas de hipoglicemia e prolongar o como hipoglicêmico).

Nomes mais comuns:

- Propanolol.
- Atenolol (Atenol, Atenolol, Atenadon, Plenacor).
- Esmolol.

---
[2] Pressão arterial.
[3] Sistema nervoso central.

- Metaprolol (Seloken, Selozok).
- Nadolol (Cogard).
- Bisoprolol (Concor).
- Pindolol.
- Carvedilol (Cardilol, Coreg, Divelol).
- Bucindolol.

Obs.: Os dois últimos são Betabloqueadores de terceira geração e podem ser usados mesmo no tratamento de ICC.

Anti-hipertensivos

Os anti-hipertensivos também são largamente utilizados quando se pensa em reabilitação cardíaca e são divididos em dois tipos: os vasodilatadores, ou seja, aumentam a luz do vaso (artérias) deixando, assim, o sangue fluir com mais abundância, reduzindo a pressão total do sistema; e os diuréticos, que agem, especialmente, tentando reduzir o volume total de sangue circulante, o que ocasionará a redução da pressão arterial. São eles:

Vasodilatadores:
- Inibidores da Enzima Conversora da Angiotensina (IECA).
- Bloqueadores dos Canais de Cálcio.
- Bloqueadores Alfa-adrenérgicos.
- Vasodilatadores de Ação Direta.
- Bloqueadores de Ação Central.
- Bloqueadores AT1.

Diuréticos:
- Tiazídicos e Similares.
- Diuréticos de Alça.
- Poupadores de Potássio.

Outros medicamentos são bastante utilizados na reabilitação cardíaca, entre eles:

- Estatinas que são largamente utilizadas na redução dos níveis de colesterol e triglicérides. Podem ser atorvastatinas, pravastatinas, cerivastatinas, sinvastatinas, fluvastatinas etc.
- Aticoagulantes: que podem agir impedindo a agregação plaquetária (AAS infantil) ou impedindo a coagulação sanguínea (Marevan).

7.3 Fitoterápicos

Podem ser utilizados com diversos propósitos, segundo as indicações dentro da Medicina Tradicional Chinesa, ou simplesmente de acordo com os princípios ativos de cada fitoterápico.

7.3.1 Estase de sangue

- *Su xiao jiu xin wan.*
- *Ginkgo Biloba.*
- *Fu fan dan shen wan.*

7.3.1.1 *Su xiao jiu xin wan* (*instant cardio pills*)

Indicações na MTC: revigora o sangue; elimina estagnação do sangue; acalma o *Shen*; diminui estase nos vasos; diminui pressão nos vasos; e elimina a dor.
Indicações clínicas: ativa a função circulatória do coração, usado em emergências também como vasodilatador coronariano ou antiarrítmico; regula o tônus vascular de todo o organismo. Eficiente no combate ao acúmulo de gordura no sangue, a taquicardia, angina e má circulação. Em urgências, usar de uma a dez cápsulas, sublingual.
Posologia: três a quatro pílulas, via oral de 8h em 8h.

7.3.1.2 *Ginkgo Biloba*

Indicações na MTC: revigora o sangue, nutri o Rim, tonifica o *Jing*.

Indicações clínicas: Usado para a circulação sanguínea, ativa e melhora a memória, preventivo para doenças cardiovasculares.

Posologia: uma a duas cápsulas, via oral, de 8h em 8h.

7.3.1.3 *Fu fan dan shen pian*

Indicação na MTC: nutre o sangue; diminui estagnação do sangue e pressão do peito; acalma o *Shen*; desobstrui os meridianos.

Indicação clínica: suplemento alimentar que ativa a circulação sanguínea dos vasos, inclusive das artérias coronárias; melhora a angina e dispneia de origem cardiovascular, palpitação, taquicardia, insônia, previne a formação de trombose.

Posologia: três comprimidos via oral de 8h em 8h.

7.3.2 Fleuma no coração (Dislipidemia)

- *Maitong*.
- *Sumalin*.

7.3.2.1 *Maitong*

Indicação na MTC: desobstrui os canais meridianos; ativa o *Qi*; elimina a estagnação.

Indicações clínicas: usado para arterosclerose, angina pectoris, IAM, HAS, hemorragia cerebral, demência senil, psicose senil, hipercolesterolemia, estenose hepática, cirrose hepática e outras disfunções hepáticas.

Posologia: uma ou duas cápsulas, via oral, de 8h em 8h, após refeições.

7.3.2.2 Sumalin

Indicação na MTC: aumenta a flexibilidade dos vasos; diminui a estagnação do sangue; e ativa a circulação.

Indicações clínicas: preventivo para doenças coronarianas. Reduz alta taxa de colesterol (VLDL) do plasma, os triglicerídeos e os níveis de betalipoproteínas. Usado em arterosclerose e outras situações de alto nível do colesterol plasmático, como angina pectoris, IAM, IC, HAS, vertigem, cefaleia, palpitação e dispneia.

Posologia: dois ou três comprimidos, via oral, de 8h em 8h, após as refeições.

7.3.3 Nutrir o coração

- *Tian wan bu xin dan.*
- *Acanthopanax senticosus – Ci Wu Jia.*
- *Fu fan luo pu ma pian.*
- *Quin chun bao.*
- *Tabellae suan zao ren tang.*

7.3.3.1 *Tian wan bu xin dan*

Indicação na MTC: acalma o calor do sangue e coração; nutre o sangue do coração e o *Yin*; acalma o *Shen*.

Indicação clínica: Melhora a função cardíaca relativo a arritmias (extrassístoles e taquicardia), sensação de aperto no tórax, insônia e ansiedade.

Posologia: oito pílulas, via oral, de 8h em 8h.

7.3.3.2 Acanthopanax senticosus – Ci Wu Jia

Indicação na MTC: tonifica *Qi* dos Rins; regula o Yin e o *Yang*; beneficia o *Jing*; move o *Qi*; o revigora sangue; acalma o *Shen*; e melhora a deficiência do coração.

Indicações clínicas: usado para insônia, vertigem, memória fraca, fadiga ou palpitação. Pode ser usado para estagnação de *Qi* e opressão do peito causado pela estase do sangue, dor no peito, hematomas ou dor nas articulações, ansiedade, alimenta o vigor e a força, usado para o tratamento de arteriosclerose coronariana, anorexia e debilidade física.

Posologia: um ou dois comprimidos, via oral, de 8h em 8h.

7.3.3.3 Fu fan luo pu ma pian

Indicação na MTC: acalma o fígado e expulsa o vento; elimina o calor e umidade; diminui flema; domina o *Yang*; e é benéfico ao Coração.

Indicações clínicas: suplemento alimentar usado com anti-hipertensivo de ótima eficácia, exceto para HAS de origem renal, elimina retenção de fluídos.

Posologia: dois comprimidos, via oral, de 8h em 8h.

7.3.3.4 Quin chun bao

Indicação na MTC: tonifica o *Yang* dos Rins; tonifica o *Qi*; nutre o sangue; revigora o sangue; beneficia o Coração e o Rim.

Indicações clínicas: aumenta a capacidade mental, antifadiga, antissenilidade, aumenta o estado imunológico não específico e aumenta a resistência contra as infecções. Fortalece a função cardíaca, aumentando a nutrição do miocárdio, prevenindo e/ou reduzindo doenças cardiovasculares. Tônico geriátrico.

Posologia: três a cinco comprimidos, via oral, de 12h em 12h.

7.3.3.5 Tabellae suan zao ren tang

Indicação na MTC: nutre o sangue do coração; elimina o calor; revigora o sangue; aclama o *Shen*; fortalece o Coração.

Indicações clínicas: usado em neurastenia, insônia, palpitações de origem neurológica e agitações. Possui ação sedativa e demulcente.

Posologia: oito pílulas, via oral, de 8h em 8h.

7.3.4 Outros

- *Hua tuo zai zao wan.*
- *Jiang tang shu.*
- *Jiao gu lan tea.*
- *Xiao yao wan* (*Hsiao yao wan*).
- Chás prodigiosos: Fórmula 1 – Hipertensão.
- Casa da Terra – Fitobrasileira.
- Complemento n. 7.
- Complemento de *Ginkgo biloba.*
- Complemento n. 6.

7.3.4.1 *Hua tuo zai zao wan*

Indicação na MTC: tonifica o *Qi*; nutre o sangue e o *Yin*; revigora o sangue; elimina estagnação; domina o *Yang*; fortalece tendões e ossos; limpa e abre os canais e vasos.

Indicações clínicas: usado em hemiplegias, distrofia muscular, esclerose múltipla, pólio, ativador da circulação sanguínea coronariana e cerebral, agindo preventivamente em AVE[4] e ICO. Também eficaz como anti-hipertensivo.

Posologia: seis gramas, via oral, de 8h em 8h.

---
[4] Acidente vascular encefálico.

7.3.4.2 *Jiang tang shu*

Indicação na MTC: nutre o *Yin* dos Rins; elimina o calor; diminui os fluidos e provoca sede; tonifica o Baço; e nutre o *Jing*.

Indicações clínicas: usado para nutrir o *Yin* e fortalecer os Rins, diminui a taxa de glicose sanguínea, além de aliviar a sede. Indicado para sintomas gerais da diabete mellitus.

Posologia: quatro a seis cápsulas, via oral, de 8h em 8h, com água morna.

7.3.4.3 *Jiao gu lan tea*

Indicação na MTC: tonifica o *Qi*; regula o Yin e Yang; revigora o sangue; diminui flema; acalma o *Shen*; diminui tosse.

Indicações clínicas: usado como chá desintoxificante, alivia a tosse, diminui escarro, melhora dispneia. Melhora de doenças relacionadas à hiperglicemia, como úlcera gástrica, hipercolesterolemia, obesidade, debilidade física etc.

Posologia: um pacotinho, via oral, de 12h em 12h, em forma de chá, após imersão de três minutos em água fervida.

7.3.4.4 *Xiao yao wan*

Indicação na MTC: acalma; elimina estagnação do fígado; harmoniza o fígado e o baço; move o *Qi*; revigora o sangue; tonifica o *Qi* do baço e sangue; regula meridianos.

Indicações clínicas: restaurador da função do trato alimentar e seus órgãos adjacentes, alivia ansiedade, regula a menstruação e ativa a circulação sanguínea. Específico em precordialgias, depressão, agitação, irritabilidade, tontura e vertigem.

Posologia: oito pílulas, via oral, de 8h em 8h.

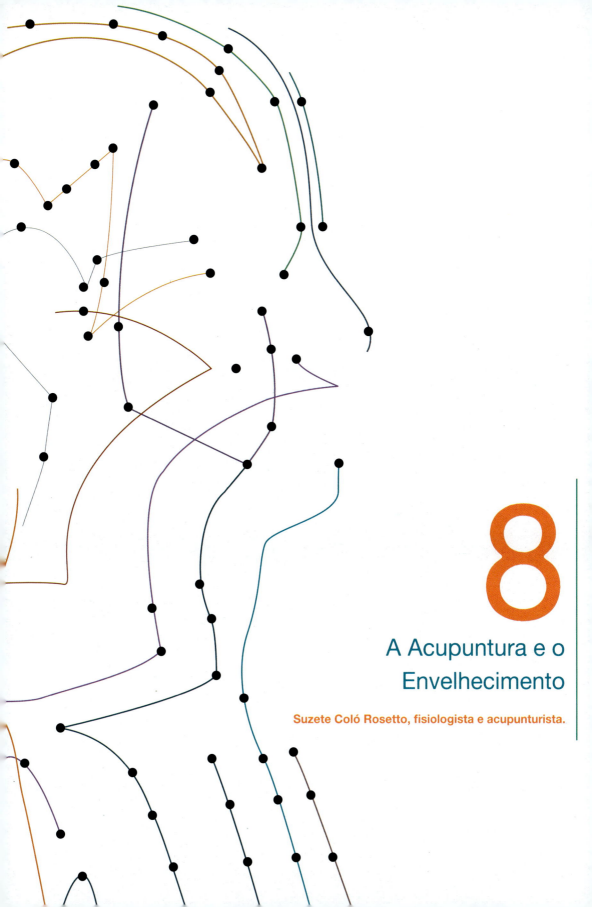

8 A Acupuntura e o Envelhecimento

Suzete Coló Rosetto, fisiologista e acupunturista.

8.1 Dados demográficos e constatações do envelhecimento mundial

O mundo está envelhecendo. O mundo está ficando com cabelos brancos. Muitas pesquisas constatam o aumento de indivíduos idosos, o que torna tal fato irreversível.

Dados de pesquisa afirmam que 650 mil idosos são incorporados à população mundial anualmente. Em 2001, a Organização Mundial de Saúde (OMS) fez uma projeção apontando para um número de 1,2 bilhões de pessoas entre 60 e os 80 anos; 75% vivem nos países considerados desenvolvidos.

Nos Estados Unidos, espera-se que, em 2030, o número de indivíduos acima de 65 anos alcance 70 milhões.

O Brasil, que é um país em constante desenvolvimento, segundo o IBGE, em 2008 tinha uma população com 21 milhões de idosos com 60 anos ou mais. Essa é a população que mais cresce e estima-se que, em 2025, essa porcentagem corresponda a 14% e, em 2050, a população com mais de 60 anos corresponderá a quase 30% (29,75%). Nosso país será, nas próximas décadas, o sexto colocado em população de idosos no mundo.

Quando se faz uma comparação, no início do século XX a expectativa de vida era de 40 anos. Ao final deste século XXI, será comum viver até 100 ou 120 anos.

Observa-se o envelhecimento de um ponto de vista demográfico pelo fato de que, nas duas últimas décadas, houve uma queda das taxas de natalidade e diminuição nas taxas de mortalidade, e isso pode ser encarado por uma melhoria significativa nas condições de vida com a ajuda das ciências médicas que contribuíram para o aumento da expectativa no tempo de vida. Tal aumento tem sido alvo de análise, procurando integrar variáveis que poderão proporcionar uma boa qualidade de vida para o indivíduo idoso.

8.2 O que é envelhecer

O envelhecimento é um processo fisiológico natural, dinâmico e universal, que está intimamente relacionado com as alterações que ocorrem em nível molecular, celular, tecidual e orgânico, envolvendo o desgaste constante das reservas do sistema orgânico e de controles homeostáticos, de forma progressiva e irreversível.

Portanto, ficar mais velho não é apenas perceber o tempo passar, e muito menos adoecer. Mas, por causa das modificações e desgastes naturais do passar do tempo, o funcionamento orgânico tem menor capacidade de adaptações, demora mais tempo para recuperar-se que um indivíduo mais jovem e a incidência de doenças aumentam a partir dos 60 anos.

É possível afirmar que o desgaste do corpo humano acontece por dois motivos. Um deles é interno, quando o organismo enfrenta limitações biológicas e genéticas, e o outro é causado por fatores externos, como o estresse em excesso, o tabagismo, abuso de bebidas alcoólicas, exposição solar. Sabe-se, também, que os hábitos de vida têm mais ação no processo do envelhecimento.

É sempre muito importante a tomada de decisões do indivíduo sobre ele mesmo no percurso de sua vida, tanto no aspecto social, emocional e em relação à sua saúde.

Por isso, quando se observa a população de indivíduos idosos, percebe-se que esta é muito heterogênea. Há idosos ativos e produtivos aos 70, 80 e até aos 90 anos, e, com a mesma faixa etária, há indivíduos muito dependentes para as atividades de vida diária.

A diminuição gradual da reserva funcional do indivíduo idoso varia desde um órgão ao outro e também entre idosos da mesma idade. Isso se deve ao fato da história de vida do idoso e também dos fatores genéticos e ambientais, que vão influenciar nessas alterações.

Por isso, é possível observar indivíduos da mesma idade com funcionamento ou desempenho físico bem diferentes.

Segundo a OMS, um indivíduo é considerado idoso aos 65 anos, em países desenvolvidos, e aos 60 anos, em países em desenvolvimento.

Quando se pensa em pessoas idosas, lembra-se de sua idade e em seus decréscimos, e se esquece de que o envelhecimento ocorre desde sempre. Por um lado, para a medicina, o processo de envelhecimento inicia-se por volta dos 30 anos, mas em uma atual pesquisa desenvolvida por cientistas americanos da Universidade da Virgínia afirma-se que as capacidades, como as de noção espacial e rapidez de raciocínio, entram em declínio a partir dos 27 nos, marcando o início do processo de envelhecimento. Por outro lado, também chegou-se à conclusão de que a habilidade de enriquecer vocabulário e acumular conhecimento continua funcionando bem e aumentando até os 60 anos.

O envelhecer ultrapassa os aspectos físicos. Hoje, faz-se distinção entre o envelhecimento biológico e psicológico. Na parte psicológica, há uma tendência a abandonar a ideia de que o tempo deprecia a capacidade intelectual. Apesar da idade avançada, pode-se manter o potencial de desenvolver atividades de relevância, tanto para si quanto para a sociedade. Só é necessário tomar ciência de adotar bons hábitos de vida para que se tenha um envelhecimento bem sucedido.

8.3 Preceitos de um bom envelhecimento

Manter hábitos saudáveis é sempre um preceito encontrado nas recomendações médicas, como ter uma boa alimentação, rica em fibras por meio da ingestão de frutas, verduras e legumes, e pobre em gorduras saturadas. Evitar ruídos intensos, exposição solar sem proteção ou em hora imprópria, não fumar, não consumir bebidas alcoólicas em excesso, beber água.

Praticar atividades físicas para melhorar a condição física e disposição, porque, por meio dessa prática, pode-se manter controlados os índices da pressão arterial, diabetes e colesterol, diminuir o estresse, a depressão, o isolamento. Colabora com o aumento de força e flexibilidade.

Procurar ter uma boa qualidade de sono para ajudar no bom funcionamento orgânico e também diminuir as dores musculares.

Participar de atividades de lazer que tragam prazer, como, por exemplo: participar de passeios; ir ao cinema; teatro; viajar; fazer amigos; dançar; frequentar um templo religioso; encontros sociais; meditação; atividades lúdicas e artesanais; receber massagem e/ou Acupuntura; manter relações afetivas familiares; amigos e vizinhos; comunidades virtuais.

Ter metas e objetivos. Planejar o futuro. Participar de decisões pessoais, familiares e sociais.

Não deixar de ter práticas intelectuais, como: ler; atividades de memória; caça-palavras; palavras cruzadas; frequentar cursos; participar de palestras; sempre almejando o lazer e a preservação de sua memória.

Ter fé, acreditar em algo, cultivar a espiritualidade são excelentes meios para manter o equilíbrio mental.

Não existe na ciência uma droga que combata o envelhecimento. Hoje, entende-se que um envelhecimento ativo em todas as áreas e com a prática de hábitos saudáveis conduzirão ao envelhecimento saudável.

Essas atividades devem ser praticadas de preferência por toda a vida e não somente quando se percebe idoso. Se praticados somente na velhice, poderão colaborar, mas se cultivados esses hábitos desde a infância, há mais chances de se ter um envelhecimento bem sucedido. Esse deve ser um compromisso pessoal de manutenção da saúde e de prevenção de doenças evitáveis ou de complicações das doenças inevitáveis.

8.4 Envelhecimento segundo a Medicina Tradicional Chinesa

Nos escritos mais antigos, já era dada a devida importância em praticar maneiras sobre a preservação da energia saudável pelos homens.

Afirmavam que, aqueles, que nos tempos antigos conhecessem a maneira de conservar uma boa saúde, teriam uma vida longa e saudável.

Sempre dirigiam seu comportamento em seu cotidiano de acordo com o movimento da natureza.

Seguiam o princípio número um da Medicina Tradicional Chinesa (MTC), o *Yin-Yang*, e sua interação. Todos os seus comportamentos se adaptavam às mudanças da natureza de maneira fácil e prática, dominando a lei dos períodos do crescimento com os de decadência do *Yin* e do *Yang*. Respiravam energia refinada, protegendo seus músculos de forma independente e, portanto, seus músculos podiam se tornar um todo integrado.

Conseguiam viver no seu cotidiano em harmonia com tudo o que os rodeava, que, no mundo atual, chamamos de clima, pessoas, trabalho, descanso, lazer e alimentação; para eles, é definido somente por natureza. Tinham como objetivo sempre poder recuperar a essência e a sua energia vital. A preocupação era o de sempre proteger cuidadosamente sua Energia Primordial e/ou Essência como se estivessem manuseando um utensílio cheio de coisas preciosas e delicadas.

Compreendiam a importância e a necessidade de economizar sua energia e praticavam com alegria a conservação da saúde e, com esse comportamento simples, eram capazes de viver por mais de cem anos. Esse comportamento foi desenvolvido através da observação e vivência familiar.

Tipos de Comportamentos:

Quanto à alimentação: os hábitos eram o de buscar qualidade e sempre mantinham uma quantidade fixa no consumo. Afirmavam que o homem sábio, ao alimentar-se, mantinha em suas mãos bons alimentos e ervas. Aos 40 anos, evitar laxativos porque enfraquece o corpo, e aos 50, deveria tomar tônicos em toda a mudança de ciclos ou estações. Seriam segredos para se manter saudáveis, sentir o corpo forte e ter longevidade.

Atividades diárias: eram praticadas com intervalos regulares. Procuravam não exceder na jornada de trabalho para manter a mente e o espírito em equilíbrio. Procuravam manter seu corpo forte por meio da alimentação e descanso para não sentirem cansaço após o período de trabalho. Perceber o corpo forte após o trabalho deveria ser uma maneira autopercepção, que desenvolviam para saber se estavam equilibrando a quantidade de trabalho e descanso, lazer, sexualidade, qualidade e quantidade de alimentação, proteção perante as variações climáticas etc.

Clima: prestavam atenção em se proteger em qualquer lugar ou momento das energias perversas (calor, frio, secura, umidade e canícula) e também se preparavam para as mudanças climáticas das estações do ano, para se protegerem e se manterem equilibrados. As energias perversas podem trazer debilidades ao homem, como as gripes e viroses, e em cada estação do ano se apresentam muitas propensões de desequilíbrios como, por exemplo, o vento da primavera aumenta a proporção das doenças infantis, como a catapora e o sarampo.

Mente: procuravam manter a mente completamente livre de desejos, ambições e pensamentos que poderiam promover a distração mental. Por meio da crença de ter o espírito tranquilo, manteriam sua energia moderada e os seus desejos seriam facilmente satisfeitos, baixando o nível de ambição.

Mantinham um comportamento indiferente à fama e ao lucro.

Acreditavam que o homem que fosse capaz de conservar uma aspiração em repouso, não teria medo de acontecimentos catastróficos. Procuravam não ter alternância de humor, aceitando as mudanças externas, adaptando-se a elas.

Não se preocupavam com estilos e qualidades das roupas, independentemente do ambiente que habitavam ou frequentassem. A sua aparência externa não se afastava de sua realidade diária, exerciam suas funções com roupas próprias para as atividades que estavam praticando naquele momento perante o clima e função.

Eles não buscavam e não admiravam a vida material e confortável das outras pessoas, para permanecerem tranquilos e honestos.

Apesar de terem a consciência das diferenças do caráter e dos tipos de inteligência entre as pessoas, eles podiam atingir um estágio de desenvolvimento interior de não ligar para as perdas e ganhos que aconteciam em suas vidas e valorizar o comportamento da conservação da boa saúde.

Portanto, o estilo de vida dos antigos orientais era o de desenvolver a observação de seu interior, de sua alma, para viver com tranquilidade e conforto com o ambiente natural do universo. Seguiam as regras e o movimento da natureza para evitar desequilíbrios, regulando suas vestimentas, alimentos e bebidas, atividades diárias, padrão de vida e emoções mediante esse movimento.

Enfim, lidavam com o mundo para que obtivessem uma vida longa e saudável, com a grande percepção de que a saúde era o seu bem mais precioso. Em resumo, os preceitos eram o de manter um modo de vida constante e regular, dosar quantidade de trabalho e repouso, evitar excessos de qualquer espécie (alimentos, álcool, trabalho, descanso e atividade sexual), adaptação às mudanças climáticas, manter o espírito calmo (mente tranquila, estável, mais atenta) e seguir a interação do *Yin* e do *Yang*.

Nei Ching afirmava que, se esses preceitos fossem seguidos, o homem poderia chegar aos 100 anos com boa saúde física e mental.

Esses preceitos, de mais ou menos cinco mil anos, é o mesmo discurso utilizado atualmente pela saúde pública e medicina ocidental para se obter um envelhecimento bem sucedido.

8.5 As fases do envelhecimento fisiológico do homem e da mulher segundo a MTC

Segundo a MTC, o envelhecimento do homem e da mulher acontece em tempos diferentes. Na mulher, eles pontuam essa mudança de sete em sete anos e, no homem, de oito em oito anos.

Desenvolvimento fisiológico da Mulher:

Aos 7 *anos*, a energia dos Rins se torna ativa e vai determinar a qualidade de seus ossos. Os dentes são considerados o excesso dos ossos e, portanto, acontece a toca de dentes: caem os dentes de leite e começam a nascer os dentes permanentes; isso acontece se a energia dos Rins for de boa qualidade ou estiver com energia bem próspera. O cabelo é considerado uma extensão do sangue e o este é transformado por meio da essência dos Rins. Os cabelos das meninas têm um bom crescimento se a energia dos Rins estiver bem próspera.

Aos 14 *anos*, a menstruação da menina chega. Ela é chamada de *Tiangui* e a menina já é capaz de procriar.

Aos 21 *anos*, a energia dos Rins atinge o *status* normal de uma pessoa adulta, todos os dentes já finalizaram o seu crescimento e nascem os últimos dentes, conhecidos como os dentes do juízo.

Aos 28 *anos*, sua energia vital torna-se substancial, suas extremidades são fortes, o desenvolvimento dos tecidos e dos pelos de todo o seu corpo têm muita vida. Nessa fase da vida, a mulher encontra-se mais forte.

Aos 35 *anos*, o físico da mulher começa declinar gradativamente. O corpo começa a debilitar, a face enfraquece e os cabelos começam a cair.

Aos 42 *anos*, os canais de energia de natureza *Yang* declinam. A face começa murchar e os cabelos tornam-se brancos.

Aos 49 *anos*, a menstruação cessa, pois o *Tiangui* está exausto. O físico envelhece mais rapidamente e torna-se mais frágil, deixa de conceber.

Desenvolvimento fisiológico do Homem:

Aos 8 anos, a energia dos Rins se torna forte, seus dentes permanentes aparecem e seus cabelos têm mais força e crescem.

Aos *16 anos*, a energia dos Rins fica ainda mais forte e encontra-se pleno de energia vital e é capaz de produzir e colocar em circulação o esperma. E poderá engravidar a mulher. A chegada do esperma também é chamada de *Tiangui*.

Aos *24 anos*, a energia dos Rins estará bem desenvolvida, atingindo o *status* normal de um adulto. Torna suas extremidades fortes, todos os dentes finalizaram seu crescimento e os dentes do juízo já nasceram.

Aos *32 anos*, o seu corpo está pleno e na sua melhor condição, suas extremidades e músculos bem desenvolvidos.

Aos *40 anos*, a energia dos Rins começa gradualmente a declinar. Os cabelos começam a cair e os dentes começam a estragar.

Aos *48 anos*, a energia dos Rins declina ainda mais. Os rins são fonte da energia *Yang* e, por isso, essa energia começa declinar por causa da diminuição da energia dos Rins. Sua constituição física começa a definhar e o cabelo embranquece.

Aos *56 anos*, a energia do Fígado começa a declinar em virtude da deficiência dos Rins, causando a diminuição dos tendões que começam a ficar rígidos e irão falhar na sua atuação.

Aos *64 anos*, sua essência e energia vital estão reduzidas e os Rins enfraquecem. Os Rins determinam a qualidade dos ossos e a sua debilidade vai causar o enfraquecimento dos ossos e tendões. Nessa fase, o estágio de debilidade dos Rins alcança o seu maior declínio, os dentes caem e cada parte do corpo começa a enfraquecer.

Como é possível perceber, as fases do desenvolvimento e do envelhecimento são explicadas através da energia dos Rins. Como foi exposto no Capítulo I, os Rins pertencem ao elemento Água e se relaciona com a velhice e o final da vida.

Pode-se afirmar que a energia dos Rins é a energia congênita do ser humano, relaciona-se com a energia pré-celestial, energia recebidos pais. Suas funções são nutridas através da energia pós-natal ou energia adquirida. Sua relação é com o elemento água, recebe e armazena a essência e energia que vem dos outros órgãos e vísceras e é por isso que ele espalha a sua essência e energia do corpo; tal somente acontecerá quando todos os órgãos e vísceras estiverem plenos de energia.

Quando a energia *Yang* do homem e da mulher começa a decrescer, são as vísceras que estão entrando em declínio, pois possuem natureza *Yang*; todos os tendões e ossos tornam-se fracos e o *Tiangui* acaba, trazendo os cabelos brancos, o corpo fica mais fraco e desajeitado, o ato de caminhar não é mais firme, e as funções fisiológicas declinam e torna-se impossível gerar filhos.

Somente algumas pessoas conseguem gerar filhos apesar de terem passado da idade de extinguir o *Tiangui*, pois essas pessoas possuem um dom natural mais rico de energia primordial nos Rins. Apesar de serem idosas e suas outras funções estão em declínio, poderão ter filhos. Isso comprova que o envelhecimento acontece de maneiras diferentes nas pessoas.

8.6 Relação dos cinco elementos da natureza com o decréscimo físico natural do envelhecimento humano

O momento velhice se relaciona com o elemento Água. O elemento Água rege o tecido ósseo. Tem relação direta com o momento final de vida ou velhice, em que a deficiência do Rim é natural, como explicado anteriormente. Esse decréscimo traz a má nutrição do elemento Madeira.

O elemento Madeira tem relação com o sangue e com a nutrição muscular, que proporcionará o movimento para os mesmos, e se ele não recebe uma boa alimentação do elemento Água, não poderá executar sua função, levando a uma diminuição de amplitude articular, da flexibilidade, podendo provocar dores.

O elemento Madeira, estando em desequilíbrio, não poderá dominar o elemento Terra trazendo um desequilíbrio do mesmo, não executando sua função adequadamente. O elemento Terra cuida da parte das fibras musculares, ou da carne, como a MTC tem o costume de mencionar, trazendo sua degeneração e o aumento da gordura inframuscular e diminuição de fibras.

Apesar de ser um acontecimento natural do processo do envelhecimento, os acupunturistas não poderão deixar de estimular esses três elementos, contribuindo para a manutenção de suas funções e proporcionar um aumento do bem-estar do indivíduo idoso.

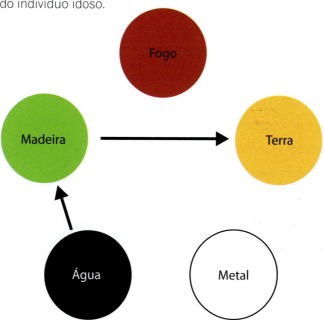

FIGURA 8.1 – Elementos que mais desequilibram os indivíduos idosos.

8.7 Desequilíbrios que acometem indivíduos idosos

Muitos podem ser os desequilíbrios que podem acometer indivíduos idosos. Mas, dentre vários órgãos e tecidos afetados pelo processo do envelhecimento, a musculatura esquelética influencia de forma bem significativa na qualidade de vida de indivíduos idosos, sejam eles portadores de doenças ou não. Ela é uma das grandes causas da diminuição da capacidade funcional e de promoção de dor.

Capacidade Funcional

Um grande número de idosos (mais mulheres que homens) tem dificuldade ou incapacidade de realizar as atividades cotidianas, como carregar um peso ou caminhar alguns quarteirões. Uma pesquisa americana mostrou que 24% dessa população encontra dificuldades em realizar trabalhos domésticos.

A perda da capacidade funcional leva à incapacidade de realizar as "Atividades de Vida Diária", conhecidas como "AVDs", que são as atividades de cuidados básicos, como se vestir, banhar-se, levantar-se de uma cadeira ou cama, utilizar o banheiro, correr ou caminhar pequena distância, subir escadas, e as "Atividades Instrumentais da Vida Diária", as "AIVDs", que são as mais complexas, que incluem fazer compras, cozinhar, limpar a casa, lavar a roupa, utilizar transportes, usar o telefone, entre outros.

Essa diminuição em sua capacidade de atuação em tarefas consideradas comuns e habituais diminui a independência do idoso, impedindo que ele viva confortavelmente, restringindo sua atuação na sociedade e afetando seus domínios psicológicos.

8.8 Dicas da Medicina Oriental para manter o vigor, a mente tranquila e preservar a capacidade funcional durante a fase do envelhecimento ou na fase da velhice

Praticar exercícios respiratórios ou exercícios aeróbicos para alimentar o *Qi* do Pulmão, contribuir para o seu bom funcionamento e:

Estimular os pontos P1, B13 para o equilíbrio do *Yin* e do *Yang* do Pulmão.

- **P1:** esse ponto tonifica e distribui o *Qi* do Pulmão, faz a sua harmonização e sua circulação. Situa-se na região anterolateral do tórax, na parte externa da segunda costela, a seis *tsun* da linha mediana anterior do tórax.
- **B13:** esse ponto harmoniza, tonifica e distribui o *Qi* do Pulmão. Situa-se a um e meio *tsun* laterais da margem inferior do processo espinhoso da terceira vértebra torácica.

Estimular os pontos VB25, B23 para equilibrar o *Yin* e o *Yang* dos Rins e sempre manter a região dos Rins aquecida e coberta.

- **VB25:** tonifica o *Qi* dos Rins, harmoniza a circulação da água, relaxa tendões e músculos. Situa-se na face lateral do abdome, na extremidade da 12ª costela.
- **B23:** esse ponto tonifica o *Qi* dos Rins e a essência do indivíduo, fortalece o *Qi* do cérebro e audição, aumenta a energia da água nos Rins. Situa-se a um e meio *tsun* laterais à linha mediana posterior, na horizontal traçada abaixo do processo espinhoso da segunda vértebra lombar.

Estimular os pontos F14 e B18 para equilibrar o *Yin* e o *Yang* do Fígado.

- **F14:** harmoniza e ajuda a promover a distribuição do *Qi* do Fígado, remove as estagnações do sangue. Situa-se no tórax, no sexto espaço intercostal e na linha vertical traçada do mamilo, no cruzamento da linha horizontal que passa pelo VC14 com a vertical traçada do mamilo, a seis *tsun* laterais à linha mediana anterior.
- **B18:** esse ponto harmoniza, tonifica e faz circular o *Qi* de Fígado, contribui para o aumento de nutrientes do sangue e também refresca o calor do sangue. Situa-se a um e meio *tsun* laterais à linha mediana posterior, horizontalmente à margem inferior do processo espinhoso da nona vértebra torácica.

Estimular os pontos F13 e B20 par equilibrar o *Yin* e o *Yang* do Baço-Pâncreas.

- **F13:** deve ser estimulado quando a energia defensiva não está com boa circulação. Situa-se na parede abdominal, na extremidade livre da 11ª costela. Com o paciente em decúbito lateral, braço ao longo do tronco e cotovelo fletido em 90°, o ponto situa-se na altura do olecrano.
- **B20:** harmoniza o *Qi* de Baço-Pâncreas, Fígado, Estômago e também do *Qi* do sangue e da defesa orgânica, afasta a umidade. Situa-se a um e meio *tsun* laterais à linha mediana posterior, horizontalmente à margem inferior do processo espinhoso da 11ª vértebra torácica.

Estimular o VC14 e B14 para equilibrar o *Yin* e o *Yang* do Coração.

- **VC14:** tonifica o *Qi* e o *Qi* do Coração, acalma o *Shen*. Situa-se na linha mediana anterior do ventre, três *tsun* abaixo da cicatriz umbilical.
- **B14:** harmoniza o *Qi* do Coração e do *Qi* do corpo. Tonifica o *Qi* do Coração, ativa a circulação do sangue, acalma o *Shen* e tranquiliza o Coração. Situa-se a um e meio *tsun* laterais à margem inferior do processo espinhoso da quarta vértebra torácica.

Estimular os pontos ID3, R3, B62, VB39, P7 e R6 para alimentar a essência do paciente.

- **ID3:** harmoniza a circulação do *Qi* dos Meridianos Principais, tranquiliza a mente. Situa-se na margem medial da mão, em uma depressão proximal à articulação metacarpofalângica, na extremidade medial (ulnar) do sulco palmar distal, quando se fecha a mão e no qual ocorre a mudança de cor da pele entre a região palmar e do dorso.
- **R3:** tonifica o *Qi* dos Rins, nutre o *Qi*, o sangue e a essência, fortalece o cérebro. Situa-se a meia distância entre a parte mais saliente do maléolo medial e o tendão do calcâneo, no local em que se percebe o batimento da arterial tibial posterior.

- **B62:** relaxa os músculos e tendões, acalma o *Shen* e fortalece o *Qi* do cérebro. Situa-se a meio *tsun* distal ao maleolo lateral, em uma reentrância óssea do calcâneo.
- **VB39:** fortalece o *Qi* dos ossos, dispersa o calor do cérebro e da medula, harmoniza a Vesícula Biliar. Situa-se entre a margem posterior da fíbula e os tendões dos músculos fibulares curto e longo, a três *tsun* proximais ao maléolo lateral.
- **P7:** harmoniza e faz circular o *Qi* de Pulmão, promove o peristaltismo intestinal. Situa-se a um e meio *tsun* proximais à prega ventral do punho, lateralmente à artéria radial.
- **R6:** nutre o *Yin* de todo o corpo, refresca o sangue e acalma a mente. Situa-se em uma reentrância óssea localizada um *tsun* distal à margem inferior do maléolo medial.

Deve-se sempre lembrar que, ao fazer acupuntura em indivíduos idosos, não utilizar muitas agulhas e também não aprofundar muito a agulha no ponto, pois a estimulação excessiva pode exaurir a energia do indivíduo idoso.

O uso da Moxabustão é muito útil para a preservação da saúde. Utilizando a Moxabustão de forma preventiva, ajuda a regular e melhorar as funções imunológicas.

Apresenta-se alguns pontos ou combinação deles que podem ser utilizados para a preservação e fortalecimento da saúde e promover a longevidade. É sugerida a utilização da moxabustão em bastão, porque é uma maneira fácil e prática de utilizar.

Maneira de utilização da Moxabustão

Aproximar (não encostar) o bastão de Moxabustão da região dos pontos. Aquecer o ponto no mínimo por três repetições e no máximo por nove repetições. Aproximar a Moxa uma vez ao ponto; quando o calor incomodar a pessoa que está recebendo o estímulo, afastar a Moxa, esperar alguns segundos e repetir a aproximação da mesma maneira descrita até o incômodo repetir. Parar o aquecimento até a pele ficar avermelhada. Se a pele não ficar avermelhada, repetir o procedimento por nove vezes.

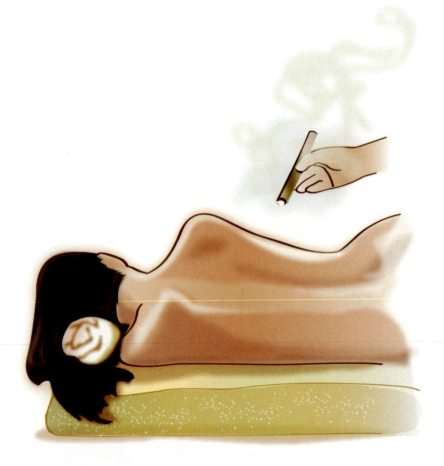

Figura 8.2 – Aplicação de moxabustão.

Sugestão de pontos para um envelhecimento bem sucedido

- Pontos VC4, VC6, VG4, VC12. Os orientais afirmam que esse estímulo não fará com que as pessoas vivam eternamente, mas poderão viver por mais de cem anos. Esses pontos podem ser utilizados semanalmente em pessoas saudáveis.

- Aplicar Moxabustão na cicatriz umbilical a cada mudança de estação é uma maneira de proteger e fortalecer a energia original e dos Rins. Também pode ser uma maneira de proteger a saúde.
  Na cicatriz umbilical, só é possível fazer a Moxabustão indireta. Colocar sal grosso em cima da cicatriz umbilical e aquecer com bastão. Quando a pessoa sente o calor desagradável, retirar o sal. Repetir o procedimento de três a nove repetições até a pele ficar avermelhada.

- Aos 30 anos, deve-se fazer trezentas repetições de moxa no ponto VC6. Uma vez ao ano. Começar no dia do aniversário e fazer nos dias seguintes até completar trezentas repetições.
  Quando completar 50 anos, deve-se fazer uma vez a cada dois anos. Aos 60 anos, voltar aplicar trezentas repetições ao ano até o final da vida. Esse tratamento é exclusivo para ter vida longa.

- Utilizar Moxa no ponto E36 pode ser um excelente método para a proteção da boa saúde, e se fizer Moxa nesse ponto desde os 30 anos, fortalecerá as funções do Baço-Pâncreas e Estômago, prevenindo desequilíbrios.

- Em pessoas idosas, a utilização de Moxa no ponto IG11 para clarear a visão ajuda também na baixa da pressão arterial e pode prevenir os acidentes vasculares.

Pontos mais usados para o fortalecimento

- VC8: tonifica o *Yang*, melhora a função do Baço-Pâncreas e Estômago, retornar a memória. Ele aumenta a energia vital e prolonga a vida. Neste ponto, faz-se Moxa indireta com gengibre ou sal grosso, fazer de três a cinco cones por tratamento, em dias alternados, dez vezes mensalmente.

- **E36:** fortalece o Estômago e Baço-Pâncreas, regula a circulação de energia e do sangue, para prevenir doenças, este ponto pode prevenir a apoplexia (AVC) e prolongar a vida. Antigamente, era denominada moxa da longevidade. É um dos pontos principais e mais importantes para fortalecer a saúde. Pode ser feita com calor moderado por 10 a 15 minutos, ou com cicatriz. Aconselha-se fazer o tratamento uma vez em dias alternados de dez dias por mês. Pode ser feita com cicatriz, com cones pequenos (do tamanho de trigo). Usar de três a cinco cones uma vez a cada três anos.

- **VC6:** mar de energia, ele tonifica o *Qi* e a energia original (energia original), fortalece os Rins e assegura a essência. Com calor moderado – agir igual ao E36. Com gengibre, fazer três a dez cones, uma vez ao dia em dias alternados ou a cada três dias. Dez a 15 vezes faz o tratamento.

- **VC4:** ponto de união para os três canais *Yin* do pé com Vaso Concepção, e ponto *Mo* de Intestino Delgado. Importante para fortalecer a saúde de idosos, aquecer os rins e segurar a essência, tonificar o *Qi* e recuperar o *Yang*.

- **VG14:** no lugar em que se unem os três canais de energia *Yang* da mão e os três do pé com o VG, controla o *Yang* de todo o corpo, pode eliminar o vento, o frio, clarear e tranquilizar a mente.
  Nesse ponto, deve-se fazer somente três repetições para promover um calor moderado. A medicina oriental sempre recomenda que se proteja essa região do corpo, mantendo-a coberta, porque nesse ponto é que entram as energias perversas, que poderão trazer desequilíbrio.

- **B12:** é o ponto de união da Bexiga e do Vaso Governador; tem como função de eliminar o Vento, de regular a circulação da energia e do sangue. Ótimo ponto para prevenção de resfriados e da apoplexia causada pela hipertensão arterial.

Para prevenção de apoplexia causada por hipertensão arterial, fazer calor moderado no máximo três repetições.

Para prevenir gripe e o resfriado, fazer de cinco a nove repetições para deixar a pele avermelhada e a aplicação deve ser diária especialmente em fases climáticas frias com a ação do vento frio.

- **B43:** Fortalece e tonifica o *Qi*.

- **R1:** bom para tranquilizar a mente, tonificar os rins e regular a energia do Fígado, e é ótimo para prolongar a vida, por isso deve-se utilizar desde o início do processo do envelhecimento. Fazer de cinco a nove repetições.

   Dos 35 anos até os 50 anos, fazer uma vez por mês. Dos 50 aos 65 anos, uma vez a cada duas semanas. A partir dos 65 anos, semanalmente.

Os pontos VC12, BP6, B23, VG4, IG11, VB34 também são utilizados para fortalecimento da saúde.

Fazer Moxabustão semanalmente, de três a nove repetições, e o resultado só dependerá da insistência e empenho.

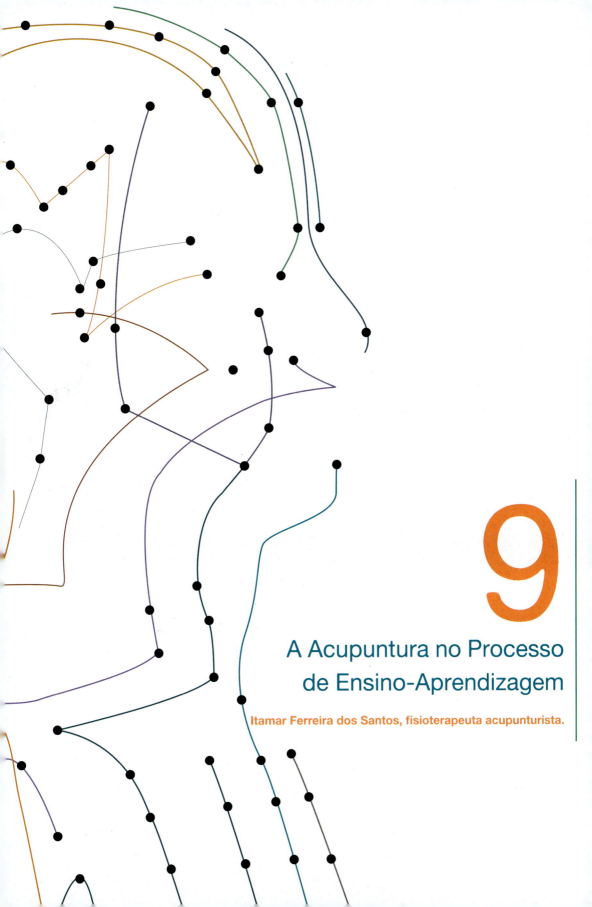

9
A Acupuntura no Processo de Ensino-Aprendizagem

Itamar Ferreira dos Santos, fisioterapeuta acupunturista.

9.1 Introdução

O presente capítulo versa sobre a influência da Acupuntura na Aprendizagem. O texto foi baseado em uma pesquisa de campo realizada em estudantes do 4º ano do ensino fundamental de uma escola estadual da cidade de Barueri, no estado de São Paulo. A pesquisa foi desenvolvida no ano letivo de 2004.

O interesse pela pesquisa surgiu quando, em contato com alunos do 4º e 5º anos do ensino fundamental, período em que estes alunos já deveriam estar alfabetizados, verificou-se que muitos não sabiam nem ler, nem escrever, e que, quando solicitados que copiassem algum texto colocado na lousa, eles apresentavam cópias das mais variadas formas, o que veio a despertar certa curiosidade.

Diante desta situação, surgiu a ideia de utilizar os conhecimentos da Medicina Tradicional Chinesa (MTC), especificamente a auriculoterapia, para tentar acelerar e alterar o processo de ensino-aprendizagem. Houve colaboração dos professores da escola, para ter certeza de como poderia interferir e ajudar essas crianças a melhor entender e processar os conteúdos que seus professores procuravam lhes ensinar.

Há de se considerar que a criança, nessa idade, não tendo ainda o domínio das letras, começa a ter o seu estado psicológico e/ou emocional muito abalados, sem contar com os possíveis traumas familiares.

Essas diferenças refletirão com certeza na formação de sua personalidade e especialmente na sua autoestima e que irão aumentar o seu atraso na evolução da aprendizagem.

É muito difícil para a criança, sobretudo nesta faixa etária, entre nove e dez anos de idade, constatar que seus colegas da frente, de trás, da esquerda e da direita aprendem, e ela não.

Nesse momento, quando ela se sente impotente para aprender, há a procura de formas de defesa para não atingir o êxito, como o isolamento social, afastando-se dos demais colegas, bem como o outro extremo, a indisciplina, a rebeldia, condutas que, com certeza, fazem com que o não aprender ganhe uma dimensão menor do que deveria.

Baseando-se no acima exposto, houve a ideia de propor uma forma de utilização da Acupuntura, a fim de influenciar no processo de ensino-aprendizagem com o propósito de atuar na capacidade de melhora da aprendizagem, bem como o de buscar o equilíbrio emocional.

9.2 Visão pedagógica da aprendizagem

9.2.1 Aprendizagem

Diz-se que há aprendizagem se a conduta apresenta modificação em forma de progresso e evolução, quando uma mesma situação estimulante se repete. Há aprendizagem quando o indivíduo consegue aplicar a problemas novos, e de maneira original, os conhecimentos anteriormente adquiridos.

O processo da linguagem é a mais evidente forma de expressão da aprendizagem. É, porém, na escolaridade que encontramos as condições nas quais mais facilmente a criança pode ser observada. Quando as expectativas escolares não são correspondidas, o impacto é grande, se reflete sobre a família e sobre a escola, com busca de ajuda.

9.2.2 Tipos de aprendizagem

9.2.2.1 Aprendizagem de resposta condicionada

Baseia-se nos trabalhos de Pavlov (1928); qualquer reflexo incondicionado (ácido na boca de cão produzindo saliva) cria um reflexo condicionado diante de novo estímulo; luz, por exemplo, que aparece inicialmente junto do ácido, pode, por si só, vir a produzir saliva, ao passo que o ácido é um estímulo incondicionado, a luz passa a ser estímulo condicionado; a esse estímulo condicionado podem agregar-se outros, por exemplo, uma campainha, que será novo estímulo condicionado.

9.2.2.2 Aprendizagem por memorização

Após o fornecimento de sons, letras, números, palavras anteriormente definidas, o indivíduo precisa memorizá-los. A importância maior refere-se ao material verbal. Sua teoria fundamental cabe a Ebbinghaus (1956); esse autor reunia conjuntos de sílabas sem sentido para a memorização de listas organizadas com estas sílabas.

9.2.2.3 Aprendizagem por ensaio-erro

É uma forma de aprendizagem considerada complexa. Para um determinado número de respostas possíveis pode haver algumas ou uma que seja certa. O indivíduo precisa escolher a resposta correta depois de selecionar algumas das possíveis. Os trabalhos fundamentais devem-se a Thorndike (1949). Nessa aprendizagem, a percepção e seus distúrbios são os fatores mais importantes a serem avaliados.

Criam-se habilidades por meio de reações condicionadas, de conjuntos memorizados e de respostas selecionadas. O comportamento adaptativo torna-se integrado em sequências e padrões de realização (Grunspun, 2003).

9.2.3 Distúrbios da conduta escolar

Os distúrbios da conduta escolar podem ocorrer em decorrência dos itens a seguir:

9.2.3.1 Instabilidade Escolar

Refere-se às crianças que não conseguem se adaptar a uma disciplina escolar. Não param quietas, sentadas; mexem com todos, não se concentram, não se interessam pelas obrigações, enfim, não acompanham a classe.

9.2.3.2 Insuficiente Rendimento Escolar

Apresenta-se em crianças que realmente se esforçam em sua escolaridade, mas não conseguem corresponder ao que se exige para seu grupo e apresentam falhas na aprendizagem escolar. A etiologia deste quadro pode estar ligada a duas condições:

- Insuficiências intelectuais:

São crianças que não tem retardo intelectual grave e apresentam desenvolvimento satisfatório nos primeiros anos de vida, não levando à suspeita de déficit intelectual. Somente quando se iniciam as exigências escolares, especialmente nas obrigações abstratas após aprendizagem da leitura e da escrita, é que se evidenciam as maiores falhas. Podem acarretar vários distúrbios secundários, porque a criança sente que não corresponde ao que dela exigem; daí, ansiedade ou, mais frequentemente, sintomas psicossomáticos: dores de barriga, dores de cabeça, vômitos e outras manifestações que surgem no período escolar e não aparecem nos domingos e nas férias escolares. Submetidas a testes, apresentarão falhas e alcançarão *qI* abaixo do limite normal, ou mesmo retardo mental leve. As crianças até a idade escolar costumam ser alegres e vivas e, por meio da escolaridade, tornam-se taciturnas e infelizes.

- Distúrbios emocionais:

São diversos: crianças superprotegidas e infantilizadas; não são capazes de acompanhar o grupo por falta da proteção que até então as envolvia; essas crianças também não conseguem brincar com as outras na escola. Um quadro grave emocional, que se inicia com estes sintomas, é o da fobia escolar. A ansiedade também prejudica o rendimento escolar.

Quadro 9.1 – Distúrbios da Aprendizagem Escolar

Disfunções de Desenvolvimento – Impactos Específicos sobre a Escrita e a Leitura	
Disfunção	**Escrita e Leitura**
Coordenação Motora	
Deficiente coordenação olho-mão.	Escrita inábil. Olhos junto da página.
Dificuldade com localização do dedo.	Escrita lenta. Apreensão bizarra.
Dispraxia.	Escrita mal distribuída na página.
Distúrbio da memória motora.	Escrita hesitante. Escrita cursiva difícil.
Linguagem	
Distúrbio receptivo.	Problemas na gramática e na sintaxe.
Distúrbio expressivo.	Problemas no achado das palavras.
Disfasia.	Dificuldades em expressar ideias.
Dificuldade de formulação.	Dificuldades na construção da frase.
Déficit de Atenção/Hiperatividade	
Situacional.	Redução da capacidade de trabalho.
Concentração superficial.	Falta de integração de detalhes.
Impulsividade.	Erros por descuido: pontuação, letras.
Fatigabilidade cognitiva.	Falta de persistência nas tarefas.
Memória	
Revisualização deficiente.	Erros de ortografia. Expressão lenta.
Automatização deficiente.	Dificuldades nas regras da escrita.
Retenção deficiente.	Deficiência na recordação da leitura.
Problemas gerais de recuperação.	Leitura hesitante. Escrita repetida.
Organização	
Desorientação temporal-sequencial.	Dificuldades em iniciar. Interrupções.
Desordem material.	Perder papéis, livros, lápis e cadernos.
Dificuldade de integração.	Problemas em reunir fontes e dados.
Desorganização da atenção.	Tempo errático. Falhas por atenção.
Cognição	
Deficiência de raciocínio abstrato.	Escrita concreta e descritiva.
Integração deficiente das ideias.	Incapacidade de integrar fontes.
Dificuldade na aplicação de regras.	Dificuldades de simplificação.
Dificuldades de generalização.	Dificuldades de abstração.

9.2.4 Fadiga

A diferença fundamental entre o aprendizado do adulto e o infantil reside em que a criança se cansa mais rapidamente do que o adulto, e vários fatores interferem na fadiga infantil de maneira diferente que no adulto.

A própria idade da criança é fator de diferença no grau de fadiga: quanto menor a criança, mais cedo ela surge. Aos 6 anos de idade, após 20 ou 25 minutos de trabalho intelectual; de 8 a 9 anos, 30 a 40 minutos, e até à vida adulta, sempre após 60 minutos, podemos considerar a fadiga interferindo na aprendizagem.

A falta de ventilação, com oxigenação deficiente, e a prolongada imobilização são fatores a considerar.

Sono insuficiente durante a noite, como o acordar muito cedo, também é causa; também a alimentação insuficiente ou sua irracional distribuição durante o dia (criança que não come pela manhã e come demais ao almoço). Ainda devem ser consideradas as deficiências de iluminação, o superaquecimento e o frio exagerado.

Considerando a fadiga relacionada com os fatores que a influenciam, pode-se conceituar o "tempo de trabalho útil" para a aprendizagem durante o dia.

Considera-se que o "tempo de trabalho útil" para uma criança de 6 a 8 anos de idade não deve exceder a duas horas por dia. Aos 9, seria de três horas e meia; aos 11 anos, quatro horas e, a partir daí, cinco horas e até mais.

9.2.5 Distúrbios físicos periféricos

Tem grande importância na aprendizagem escolar. Muitos deles não são percebidos pela família e pelo clínico durante o desenvolvimento. Quando a criança entra na escola, o que se percebe é sua dificuldade de aprendizado. O reconhecimento do distúrbio físico a tempo contribui para correções precoces da aprendizagem escolar e constitui profilaxia para outros distúrbios da conduta, que possam ocorrer.

Os principais defeitos são perturbações da visão e da audição. Os distúrbios graves de visão, como cegueira ou ambioplia, são diagnosticados precocemente.

Os problemas mais frequentes de visão ligados à aprendizagem escolar são erros: de refração; defeitos de coordenação dos músculos dos olhos, impedindo a visão binocular; anisoiconia, em que as imagens recebidas pelos dois olhos são diferentes em tamanho.

Os problemas de audição correspondem, na maioria das vezes, a uma diminuição auditiva.

Distúrbios como a verminose também prejudicam em muito a aprendizagem. As anemias crônicas podem criar desinteresse, fadiga e sonolência durante as horas de aprendizado.

As moléstias cardíacas congênitas, às vezes, só tardiamente percebidas, moléstias subagudas ou crônicas, como complexo primário tuberculoso, as viroses, as hepatites subclínicas, podem interferir na aprendizagem. A dificuldade pode ser consequente, em alguns casos, de amidalites crônicas, vegetações adenoides e outros focos de infecção das vias aéreas superiores, que podem dificultar a aeração.

9.2.6 Deficiência na aprendizagem da escrita

Ocorre quando o desempenho da criança na escrita expressiva estiver significativamente abaixo do nível esperado com base em sua idade, inteligência global e colocação escolar.

A dificuldade específica para a escrita pode ser isolada ou acompanhar a dificuldade para a leitura.

Quando a disgrafia é isolada, a criança lê perfeitamente, mas não consegue copiar, ou quando, após longo tempo, aprendendo a copiar, não consegue fazer ditado por não ter o modelo à sua frente.

Há casos em que pensa que está escrevendo corretamente, mas ninguém é capaz de ler suas garatujas, e, quando ela mesma relê, não se sabe se consegue reconhecer as letras inventadas ou se memorizou perfeitamente o conteúdo. Nos casos mais leves, ocorre inversão de letras, como na leitura, e até sílabas. A confusão do "p" e "q", do "u" e "n" é frequente.

Algumas vezes, escreve de trás para frente ou em imagem especular, só sendo decifrada a escrita quando colocada à frente do espelho. A inversão pode ser tão grande que a criança, além da escrita especular, ainda escreve de baixo para cima.

Em nossa língua, às vezes, a criança não acerta o "m" na frente do "p" e do "b" ou outras regras básicas de ortografia (disortografia). Se os erros grosseiros preocupam, esses erros leves na escrita, assim como na leitura, acarretam problemas de disciplina escolar. O educador tem impressão de que a criança comete os erros de propósito.

A lentidão exagerada da escrita também é considerada dificuldade específica. A professora muitas vezes pode interpretar como oposição à disciplina, criando, assim, problemas secundários para a criança.

Estes casos também podem apresentar distúrbios de linguagem e de coordenação motora. O mais frequente, porém, na disgrafia isolada, é o sinistrismo contrariado, em que a criança foi forçada a escrever com a direita.

9.2.6.1 Motivação

Motivo é o que leva uma pessoa a praticar uma ação. É a razão pela qual o ato é realizado e inclui tudo que, de alguma maneira, influencie a vontade. Indica todos os fatores e condições que iniciam e sustém a atividade ou o comportamento. Pedagogicamente, motivação significa fornecer um motivo, isto é, estimular a vontade de aprender.

A motivação não é somente um fator importante para a aprendizagem, mas é também fundamental em metodologia e na direção da escola, já que o objetivo de ambos é de fornecer incentivos, atividades e ambientes que conduzam a uma aprendizagem do mais alto grau.

Com relação à importância pedagógica da motivação, deve-se suprir a criança com motivos suficientemente fortes para induzi-la a trabalhar, pensar e praticar o bem. A função do professor é de ajudá-la a compreender esses motivos e torná-los um estímulo à ação. Uma educação completa deve incutir ideias, formar hábitos, desenvolver os interesses, proporcionar motivos racionais e éticos, orientar e dirigir a criança na execução das tarefas diárias da escola e dos atos cotidianos da vida.

9.2.6.2 Atenção

Todos têm da atenção uma ideia adequada, porque ela desempenha um papel importante na vida diária. É mesmo uma condição indispensável para o sucesso em qualquer iniciativa. É esta o principal fator da aprendizagem, uma vez que, sem a atenção, os pensamentos claros, os sentimentos definidos, as volições deliberadas são impossíveis.

Normalmente, a pessoa tem consciência, em dado momento, de certo número de coisas, mas tem consciência mais clara ainda de um só objeto ou grupo de objetos. Alguns objetos simplesmente existem no espírito e o indivíduo não os percebe; outros são percebidos pelo indivíduo, que deles tem uma vaga consciência; outros, finalmente, são observados e ponderados e a consciência do indivíduo sobre eles se concentra. Essa concentração da consciência sobre determinada coisa é denominada atenção. Pressupõe uma aplicação especial do espírito a um objeto ou a um grupo de objetos, dentre os muitos que lhe são simultaneamente apresentados. Como resultado dessa aplicação a uma só coisa, esta é conhecida de modo mais claro, vivo e nítido. Quando alguém visa alguma coisa, torna-se mais particularmente consciente dela e todo o resto é mais ou menos afastado do foco da consciência, no qual permanece somente a matéria que interessa ao indivíduo.

Com relação à importância educacional da educação, o tipo mais eficiente de ensino é o que torna o aluno em condições de dirigir e manter a própria atenção; por isso, o professor deve saber orientar a atenção do aluno para os objetos essenciais. Como a aprendizagem se processa em condições mais favoráveis quando a atenção da classe é clara e contínua, os alunos devem prestar absoluta atenção aos pontos importantes. A atenção é, portanto, o fator primordial da aprendizagem. Sem ela, a aquisição de conhecimentos torna-se impossível. A diferença entre a criança que aprende facilmente e bem e a que aprende com dificuldade e devagar, é, no fundo, uma diferença de atenção. O grau de concentração do aluno determina quantitativa e qualitativamente a aprendizagem. A criança que aprende bem é a que tem a capacidade de ficar atenta a uma coisa até aprendê-la. Presta atenção clara e continuamente até assimilar a matéria.

9.2.6.3 Memorização

A memória é a faculdade do espírito pela qual se retém, rememoram e reconhecem atos mentais e estados de consciência passados. É aptidão do espírito de armazenar processos conscientes, isto é, armazenar representações de experiências passadas com o conhecimento ou percepção de que são passadas. A memória é condição essencial de qualquer conhecimento, visto que o mais simples juízo e o mais complexo raciocínio supõem e implicam a retenção, evocação e reconhecimento de experiências passadas.

Educacionalmente, a memória é importante, porque, sem ela, a aprendizagem seria impossível. Aprender significa adquirir, reter, reproduzir e reconhecer experiências e pensamentos. No processo da aprendizagem, memória é fundamental e funcional. É indispensável para a aquisição de técnicas, informações e conhecimentos. A memória dá sentido à vida.

O período em que mais se aprende é a infância. Todos os conhecimentos fundamentais deveriam ser aprendidos nessa época. Mais tarde, só poderão ser obtidos com enorme dispêndio de tempo e de esforço. A infância é o período em que o valor da aprendizagem extra deve ser salientado.

O funcionamento da memória é essencial para o desenvolvimento satisfatório da criança, e o exercício da memória lógica é o melhor processo de desenvolver o seu raciocínio.

Adestrar a memória significa orientar uma das faculdades naturais do homem, e não criar uma faculdade nova. A memória não é a única faculdade do espírito, nem é a única que deve ser desenvolvida pela educação. Entretanto, é uma faculdade de extrema importância, e o principal processo de desenvolvê-la é por meio da educação, para que as experiências e as ideias anteriores possam ser reproduzidas e reconhecidas pronta e precisamente, e para que novas ideias e experiências possam ser integradas ao lado das que já estão armazenadas.

9.2.6.4 Autoestima

O aspecto afetivo tem uma profunda influência sobre o desenvolvimento intelectual. Ele pode acelerar ou diminuir o ritmo de desenvolvimento. Também pode determinar sobre que conteúdos a atividade intelectual se concentrará. Na teoria de Piaget, o desenvolvimento intelectual é considerado como tendo dois componentes: um cognitivo e outro afetivo. Paralelo ao desenvolvimento cognitivo está o desenvolvimento afetivo. Afeto inclui sentimentos, interesses, desejos, tendências, valores e emoções em geral. Piaget aponta que há aspectos do afeto que se desenvolvem. O afeto apresenta várias dimensões, incluindo os sentimentos subjetivos (amor, raiva, depressão) e aspectos expressivos (sorrisos, gritos, lágrimas). Na sua visão, o afeto se desenvolve no mesmo sentido que a cognição ou inteligência, e é responsável pela ativação da atividade intelectual.

Com suas capacidades afetivas e cognitivas expandidas por meio da contínua construção, as crianças tornam-se capazes de investir afeto e ter sentimentos validados nelas mesmas.

Neste aspecto, a autoestima mantém uma estreita relação com a motivação ou interesse da criança para aprender.

A autoestima começa a se desenvolver numa pessoa quando ela ainda é um bebê. Os cuidados e os carinhos vão mostrando à criança que ela é amada e cuidada. Nesse começo de vida, ela está aprendendo como é o mundo à sua volta e, conforme se desenvolve, vai descobrindo seu valor com base no valor que os outros lhe dão. É quando se forma a autoestima essencial.

A autoestima continua a se desenvolver conforme a pessoa sente-se segura e capaz de realizar seus desejos e, futuramente, suas tarefas. É, portanto, fundamental.

Para os pais, o amor incondicional que sentem pelos filhos está claro, mas para os filhos nem sempre esse amor é tão claro assim.

Toda criança se preocupa em agradar à mãe e ao pai e acredita que, ao fazer isso, estará garantindo o amor deles. Para ela, o sorriso de aprovação dos pais é amor, e a reprovação com um olhar sério ou uma bronca é não amor. É importante que fique claro para a criança que, mesmo que a mãe e o pai reprovem determinadas atitudes dela, o amor que sentem por ela não está em jogo. Para que a criança se sinta amada incondicionalmente, é necessário, acima de tudo, que seja respeitada.

A autoestima é a fonte interior da felicidade.

9.3 A pesquisa

No ano de 2004, uma pesquisa foi realizada com estudantes do 4º ano do ensino fundamental em uma escola municipal na cidade de Barueri, no Estado de São Paulo.

Foram mantidos contatos com médicos alopatas, médicos tradicionais chineses, fisioterapeutas, educadores físicos, acupunturistas, fonoaudiólogos, psicólogos, psicopedagogos e professores de ensino fundamental para discussão da aplicabilidade da pesquisa, bem como sua prática e fundamentação teórica.

Foram avaliados mais de trezentos alunos, para verificação do nível de aprendizagem da escrita desses estudantes. Verificou-se, junto com professores de classe, o desempenho dos alunos, de modo a selecionar os estudantes com deficiência no nível da aprendizagem da escrita; identificou-se setenta alunos.

Entre os alunos selecionados com deficiência de aprendizagem, em 35 alunos, aplicou-se a auriculoterapia (Grupo Experimental), ficando outros 35 alunos no Grupo de Controle.

Aplicou-se por 13 semanas consecutivas a auriculoterapia nos alunos com deficiência de aprendizagem, sendo orientados das formas de estimulação dos pontos auriculares aos alunos, pais e professores.

Após esse período, foi feita uma reavaliação do nível de desenvolvimento da aprendizagem com o Grupo Experimental e o Grupo Controle. A análise ocorreu com os professores de classe para verificar o grau de desenvolvimento da aprendizagem da escrita dos Grupos Controle e Experimental, e também a análise da pesquisa foi feita por um "analista cego" (psicopedagoga com desconhecimento completo da pesquisa desenvolvida), a fim de obter uma resposta de um profissional sem envolvimento com a pesquisa e as pessoas envolvidas.

Foi realizado um ditado:

- *Primeira parte*: ditado de letras do alfabeto (da esquerda para a direita, de cima para baixo):

  A – R – G – D
  C – P – S – E
  M – B

- *Segunda parte*: ditado de palavras (da esquerda para a direita, de cima para baixo):

  bala – casa – dado
  aluno – pato – menina
  sol – laranja – caderno
  comida

- *Terceira parte*: ditado de frases (de cima para baixo):
  A casa é bela.
  O sol está muito quente.

- *Quarta parte*: redigir um texto observando a gravura.

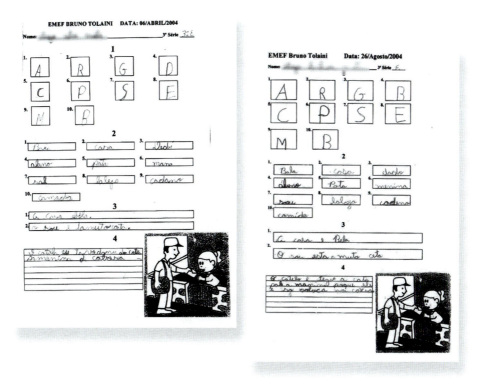

Figura 9.1 – Exemplo da primeira e da segunda avaliação de um aluno.

9.4 Proposta de tratamento para verificação da influência da Auriculoterapia na aprendizagem da escrita

Utilizou-se a auriculoterapia chinesa por meio da técnica da Escola Huang Li Chun, com base na escolha de 12 pontos bilateralmente.

Os estímulos deveriam ser realizados durante quatro dias e quatro vezes ao dia, sendo estabelecido que o primeiro estímulo aconteceria pela manhã antes do início da aula, o segundo no final da manhã antes de dirigirem-se para casa, o terceiro no final da tarde e o quarto antes de dormir.

9.4.1 Pontos Selecionados

9.4.1.1 Ponto Temporal:

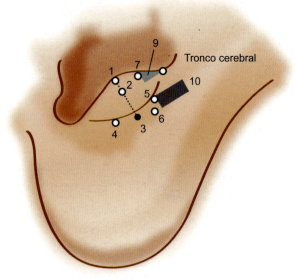

FIGURA 9.2 – Esquema de localização do ponto Temporal. 1. parótida; 2. asma; 3. temporal; 4. frontal; 5. occipital; 6. vértex; 7. hipófise; 8. cérebro; 9. vertigem; 10. área de neurastenia.

Fonte: Garcia,1999; modificado.

Função:
- Clarear a visão.
- Ajudar a audição.

Localização: encontra-se no lado externo do antítrago, por baixo do ponto asma, no centro da linha em forma de arco traçada desde o bordo superior ao inferior dele.

Posição: as sementes adesivas devem ser colocadas na posição horizontal.

Estímulo: a pressão deve ser realizada em forma de pinçamento.

Observação: esse ponto deve ser colocado com reforço na face dorsal da orelha em oposição. Aplicação bilateral.

9.4.1.2 Ponto Frontal:

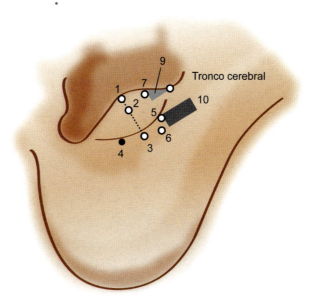

FIGURA 9.3 – Esquema de localização do ponto Frontal. 1. parótida; 2. asma; 3. temporal; 4. frontal; 5. occipital; 6. vértex; 7. hipófise; 8. cérebro; 9. vertigem; 10. área de neurastenia. Fonte: Garcia,1999; modificado.

Função:
- Fortalece e desperta a mente.
- Clareia e ajuda a visão.
- Trata a perda da memória.
- Trata a falta de concentração.
- Trata a sonolência.
- Trata a queda da atenção.

Localização: encontra-se no lado externo do antítrago, no extremo anteroinferior da linha em forma de arco.

Posição: as sementes adesivas devem ser colocadas de modo que uma fique no extremo anteroinferior do antítrago e a outra acompanhe a linha em forma de arco.

Estímulo: a pressão deve ser realizada em forma de pinçamento.

Observação:

- Esse ponto deve ser colocado com reforço na face dorsal da orelha em oposição.
- O reforço do ponto frontal no dorso da orelha é chamado de "ponto da inteligência".
- Aplicação bilateral.

9.4.1.3 Ponto Hipófise:

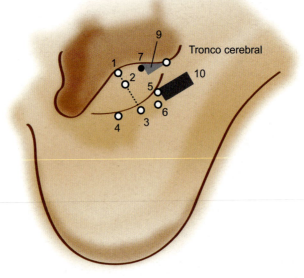

Figura 9.4 – Esquema de localização do ponto hipófise. 1. parótida; 2. asma; 3. temporal; 4. frontal; 5. occipital; 6. vértex; 7. hipófise; 8. cérebro; 9. vertigem; 10. área de neurastenia. Fonte: Garcia,1999; modificado.

Função:

- Transtornos da hipófise.
- Fortalecer o cérebro (combinado).
- Fortalecer a capacidade de memória (combinado).

Localização: encontra-se no bordo superior do antítrago, próximo à fossa superior do antítrago, no final da crista do antítrago.

Posição: as sementes adesivas devem ser colocadas de modo que uma fique no final da crista, borda do antítrago, e a outra já na face interna em direção ao ponto cérebro.
Estímulo: a pressão deve ser realizada em forma de pinçamento.
Observação: aplicação bilateral.

9.4.1.4 Ponto Cérebro:

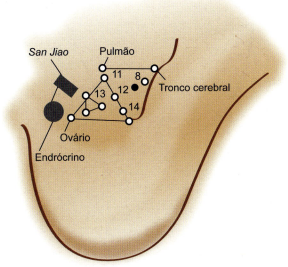

Figura 9.6 – Esquema de localização do ponto cérebro. 8. cérebro; 11. tálamo; 12. excitação; 13. subcórtex; 14. testículos.
Fonte: Garcia,1999; modificado.

Função:
- Trata as enfermidades cerebrais.
- Fortalece a capacidade cognitiva.

Localização: encontra-se no lado interno e superior do antítrago, no centro do triângulo formado entre os pontos pulmão, parótida e tronco cerebral.
Posição: as sementes adesivas devem ser colocadas de modo que fiquem alinhadas em direção ao ponto pulmão.
Estímulo: a pressão deve ser realizada em forma de pinçamento.
Observação: aplicação bilateral.

9.4.1.5 Ponto Tálamo:

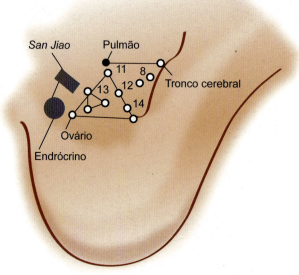

FIGURA 9.6 – Esquema de localização do ponto Tálamo. 8. cérebro; 11. tálamo; 12. excitação; 13. subcórtex; 14. testículos.
Fonte: Garcia,1999; modificado.

Função:
- Refere-se ao hipotálamo (centro do mando da capacidade neurovegetativa).
- Regula a fisiologia dos órgãos internos.
- Controle da eficiência da absorção de alimentos.
- Homeostase do metabolismo hidromineral.
- Fortalecer o cérebro (combinado).
- Fortalecer a capacidade de memória (combinado).

Localização: encontra-se no lado interno do antítrago, no extremo interno de uma linha traçada entre os pontos parótida e pulmão, abaixo do ponto pulmão.

Posição: as sementes adesivas devem ser colocadas de modo que fiquem alinhadas entre os pontos pulmão e parótida (sobre a linha de excitação).

Estímulo: a pressão deve ser realizada em sentido oblíquo e para baixo.

Observação: aplicação bilateral.

9.4.1.6 Área Nervosa do Subcórtex:

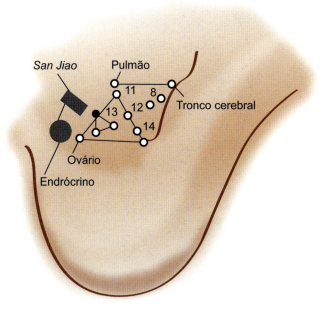

FIGURA 9.7 – Esquema de localização da área nervosa do Subcórtex. 8. cérebro; 11. tálamo; 12. excitação; 13. subcórtex; 14. testículos.
Fonte: Garcia,1999; modificado.

Função:
- Regula a atividade do córtex cerebral.
- Recordação de sucessos passados (ocorre a nível).
- Fortalecer a memória.

Localização: encontra-se no lado interno do antítrago, na metade da distância de uma linha que une os pontos tálamo e ovário.

Posição: as sementes adesivas devem ser colocadas de modo que fiquem alinhadas entre o ponto tálamo e o ponto ovário, no sentido do ponto *San Jiao*.

Estímulo: a pressão deve ser realizada em sentido oblíquo e para baixo.

Observação: aplicação bilateral.

9.4.1.7 Ponto Rim:

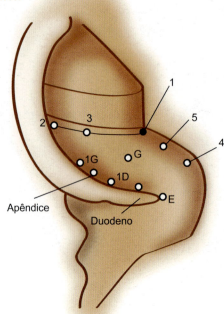

FIGURA 9.8 – Esquema de localização do ponto Rim. 1. rim; 2. próstata; 3. bexiga; 4. fígado; 5. vesícula biliar e pâncreas; centro da concha cimba.

Fonte: Garcia,1999; modificado.

Função:
- Tonificar a energia *Yang*.
- Nutrir a essência.
- Fortalecer a função cerebral.
- Transtornos intelectuais (coeficiente de inteligência baixo, perda da memória).

Localização: encontra-se na pequena cavidade que se forma por baixo da cruz inferior do anti-hélice, no mesmo nível do ponto pélvico.

Posição: as sementes adesivas devem ser colocadas de modo que tomem o contorno da cavidade, verticalmente.

Estímulo: a pressão deve ser realizada tomando, primeiramente, o sentido perpendicular e em seguida para cima.

Observação: aplicação bilateral.

9.4.1.8 Ponto Coração:

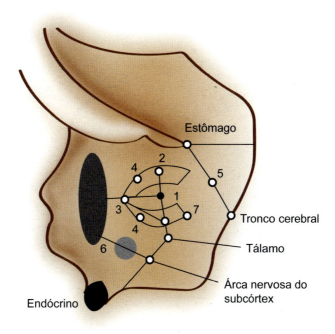

FIGURA 9.9 – Esquema de localização do ponto Coração. 1. coração; 2. pulmão; 3. traqueia; 4. bronquios; 5. baço; 6. *San Jiao*; 7. tuberculose.

Fonte: Garcia,1999; modificado.

Função:
- Pacificar o coração, acalmando o espírito.
- Trata enfermidades do sistema nervoso.
- Trata a insuficiência de *Xue* e *Qi*.

Localização: encontra-se na depressão situada no centro da concha cava.

Posição: as sementes adesivas devem ser colocadas de modo vertical.

Estímulo: a pressão deve ser realizada perpendicularmente.

Observação: aplicação unilateral, orelha esquerda.

9.4.1.9 Ponto Tronco Cerebral:

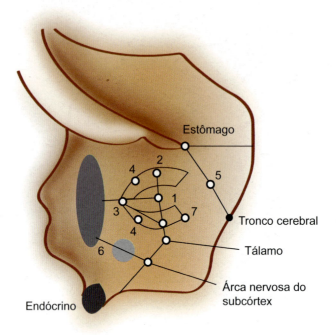

FIGURA 9.10 – Esquema de localização do ponto Tronco Cerebral. 1. coração; 2. pulmão; 3. traqueia; 4. bronquios; 5. baço; 6. *San Jiao*; 7. tuberculose.
Fonte: Garcia,1999; modificado.

Função:
- Promove sedação.
- Estimula a mente.
- Acalma o espírito.

Localização: encontra-se no bordo superior da fossa intertragos.

Posição: as sementes adesivas devem ser colocadas de modo que uma semente fique sobre o bordo superior da fossa do antítrago e a outra semente, dentro da orelha, em direção ao ponto estômago.

Estímulo: a pressão deve ser realizada em forma de pinçamento.

Observação: aplicação bilateral.

9.4.1.10 Área de Neurastenia:

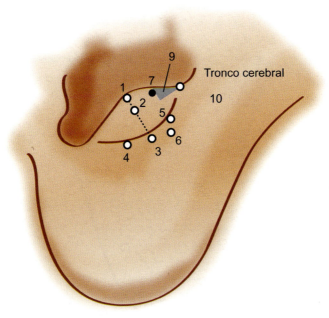

FIGURA 9.11 – Esquema de localização da área de Neurastenia. 1. parótida; 2. asma; 3. temporal; 4. frontal; 5. occipital; 6. vértex; 7. hipófise; 8. cérebro; 9. vertigem; 10. área de neurastenia.

Fonte: Garcia,1999; modificado.

Função:
- Trata a fraqueza e a exaustão do sistema nervoso.
- Trata os transtornos do sono.

Localização: encontra-se no bordo externo do antítrago, por trás dos pontos occipital e vértex.

Posição: as sementes adesivas devem ser colocadas de modo que fiquem paralelas ao ponto de tangência do arco externo inferior do antítrago.

Estímulo: a pressão deve ser realizada em forma de pinçamento.

Observação: este ponto deve ser colocado com reforço na face dorsal da orelha em oposição. Aplicação bilateral.

9.4.1.11 Ponto de Neurastenia:

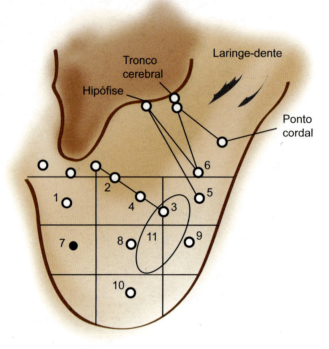

FIGURA 9.12 – Esquema de localização do ponto de Neurastenia. 1. dente; 2. pálato inferior; 3. palato superior; 4. língua; 5. maxilar superior; 6. maxilar inferior; 7. neurastenia; 8. olho; 9. ouvido interno; 10. amídala; 11. área da bochecha.
Fonte: Garcia,1999; modificado.

Função:
- Trata a fraqueza e a exaustão do sistema nervoso.
- Trata os transtornos do sono.

Localização: esse ponto é encontrado no centro do quarto quadrante do lóbulo.
Posição: as sementes adesivas devem ser colocadas de modo vertical.
Estímulo: a pressão deve ser realizada em forma de pinçamento.
Observação: este ponto deve ser colocado com reforço na face dorsal da orelha em oposição. Aplicação bilateral.

9.4.1.12 Ponto Ansiedade:

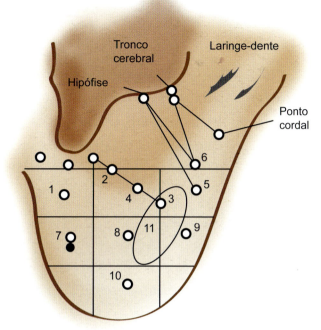

FIGURA 9.13 – Esquema de localização do ponto Ansiedade. 1. dente; 2. pálato inferior; 3. palato superior; 4. língua; 5. maxilar superior; 6. maxilar inferior; 7. neurastenia; 8. olho; 9. ouvido interno; 10. amídala; 11. área da bochecha.

Fonte: Garcia, 1999; modificado.

Função:
- Trata a angústia e a incerteza aflitiva.
- Trata a distimia penosa em que se associam transtornos afetivos, intelectuais e dinâmicos.

Localização: é encontrado no quarto quadrante do lóbulo, logo abaixo do ponto de neurastenia.

Posição: as sementes adesivas devem ser colocadas de modo vertical.

Estímulo: a pressão deve ser realizada em forma de pinçamento.

Observação: este ponto deve ser colocado com reforço na face dorsal da orelha em oposição. O reforço do ponto da ansiedade no dorso da orelha é chamado de "ponto da felicidade". Aplicação bilateral.

9.5 Resultados da pesquisa

9.5.1 Quanto à evolução da escrita

Com a evolução da aprendizagem da escrita, houve uma melhora bastante considerável, visto que 51% do Grupo Experimental apresentou uma melhora acima de 50% e, no Grupo Controle, 34% conseguiu melhora acima de 50%.

9.5.2 "Analista cego":

Entende-se por "analista cego", o profissional psicopedagogo, conhecedor dos graus de evolução da aprendizagem da escrita, que, no trabalho desenvolvido, fez a análise comparativa das avaliações (primeira e segunda avaliações) dos Grupos Experimental e Controle, sem ter conhecimento do trabalho de campo realizado, neste caso, as aplicações da Auriculoterapia.

Pela análise do "analista cego", houve uma melhora bastante considerável, já que 14% do Grupo Experimental apresentou uma melhora de 100% e, no Grupo Controle, 3% conseguiu melhora de 100%.

9.5.3 Quanto à evolução da leitura

Com a evolução da aprendizagem da leitura, houve uma melhora bastante considerável, visto que 60% do Grupo Experimental apresentou melhora acima de 50% e, no Grupo Controle, 32% conseguiu melhora acima de 50%.

9.5.4 Quanto à evolução da concentração

Com a evolução da capacidade de concentração, houve melhora considerável, uma vez que 40% do Grupo Experimental apresentou uma melhora acima de 50% e, no Grupo Controle, 13% conseguiu melhora acima de 50%.

9.5.5 Quanto à evolução da memorização

Com a evolução da capacidade de memorização, houve melhora considerável, já que 26% do Grupo Experimental apresentou uma melhora acima de 60% e, no Grupo Controle, 9% conseguiu melhora acima de 60%.

9.5.6 Quanto à evolução da lógica matemática

Com a evolução da aprendizagem da lógica matemática, houve uma melhora bastante considerável, já que 43% do Grupo Experimental apresentou melhora acima de 50% e, no Grupo Controle, 16% conseguiu melhora acima de 50%.

9.5.7 Quanto à evolução "como um todo"

Com evolução da aprendizagem "como um todo", houve uma melhora bastante considerável, já que 22% do Grupo Experimental apresentou uma melhora acima de 70% e, no Grupo Controle, 6% conseguiu melhora acima de 70%.

Os dados apresentados neste capítulo são informações colhidas em uma escola de periferia da grande São Paulo, em qual foram encontradas muitas famílias carentes, bem como muitas crianças com distúrbios de aprendizagem. Distúrbios pouco entendidos pelos pais, que, em sua maioria, só sabem que seu filho tem dificuldade de aprender a ler e escrever, que são "muito fracos para os estudos".

Acredita-se que seja este trabalho uma linha interessante para seguir quando se desejar realizar atividades de recuperação terapêutica, no tocante à melhora da capacidade de aprendizagem; da mesma maneira, não menos importante é a procura e o contato em busca de opiniões de profissionais mais experientes, tanto em relação à MTC, especificamente a auriculoterapia, bem como do processo de ensino-aprendizagem e das dificuldades para seu êxito, e dos distúrbios de aprendizagem.

Durante os trabalhos de campo, verificou-se que entre 20% e 25% dos alunos do 4º ano tinham deficiência na aprendizagem, isto é, não liam nem escreviam, ou tinham muita dificuldade para tal. Os resultados mostraram que nem tudo eram mil maravilhas, que realmente era necessário fazer alguma coisa por esses alunos, algo além do que normalmente se faz em uma escola.

Os pais encontravam-se um pouco perdidos, tanto em relação à nova proposta, bem como às possibilidades de seus filhos aprenderem.

O propósito dos pesquisadores era propiciar a todos os alunos com deficiência a possibilidade de usufruir os benefícios da auriculoterapia, acompanhar a evolução destes alunos como um grupo e poder comparar como eles eram e até que ponto chegariam.

Por incrível que possa parecer, os resultados começaram a aparecer, e mudanças comportamentais começaram a surgir. Aqueles alunos que, na escola, eram taxados como lerdos, fracos, os do reforço e outros adjetivos depreciativos, começaram a se sentir importantes, diferenciados; com a atenção dispensada a eles, a elevação de status de diferentes; veio a trazer a tona a autoestima que estava jogada em um canto bem escondidinho de cada um.

Como consequência, desperta a necessidade e vontade de aprender, aquela sensação de que não se é tão ruim assim. Juntando-se tudo isto aos estímulos da auriculoterapia e com o trabalho dos professores em sala de aula, era de se esperar que alguma melhora na aprendizagem aconteceria.

Quando o "analista cego" revelou seus resultados, e estes aumentavam ainda mais a influência da auriculoterapia na capacidade de aprender, evidenciou-se ainda mais as diferenças entre os que receberam o tratamento com a auriculoterapia e os que não a receberam.

Mesmo com a dificuldade de aceitação da auriculoterapia num meio não muito usual, basta-se observar os dados alcançados pela pesquisa que a auriculoterapia pode ser mais uma alternativa no processo educacional como agente facilitador da aprendizagem.

Claro que a aplicação da auriculoterapia, por si só, jamais irá substituir a presença e a profícua atuação e participação do professor – seria muita pretensão. Mas deve o professor e demais escalões da malha educacional, que tomarem conhecimento desta e de outras pesquisas correlatas a esta, observar com bons olhos esta possibilidade.

O trabalho apresentou vários resultados positivos em relação à evolução da aprendizagem, mas o mais significativo foram as atitudes, as posturas, o amadurecimento e a autoconfiança desenvolvida por estas crianças, o que, com certeza, vieram a facilitar a capacidade de aprender.

Este autor acredita que a divulgação e uma maior exploração da auriculoterapia junto de instituições educacionais ajudaria muito na aprendizagem dos alunos, bem como seria mais um serviço prestado pelas escolas junto de seus alunos.

Espera-se que o descrito neste capítulo possa vir a despertar em outros estudiosos o interesse pela auriculoterapia e a possibilidade da abertura de outros nichos de atuação profissional, junto com as escolas privadas, instituições públicas de ensino, em associações de bairro, bem como em atendimento domiciliar e consultórios particulares.

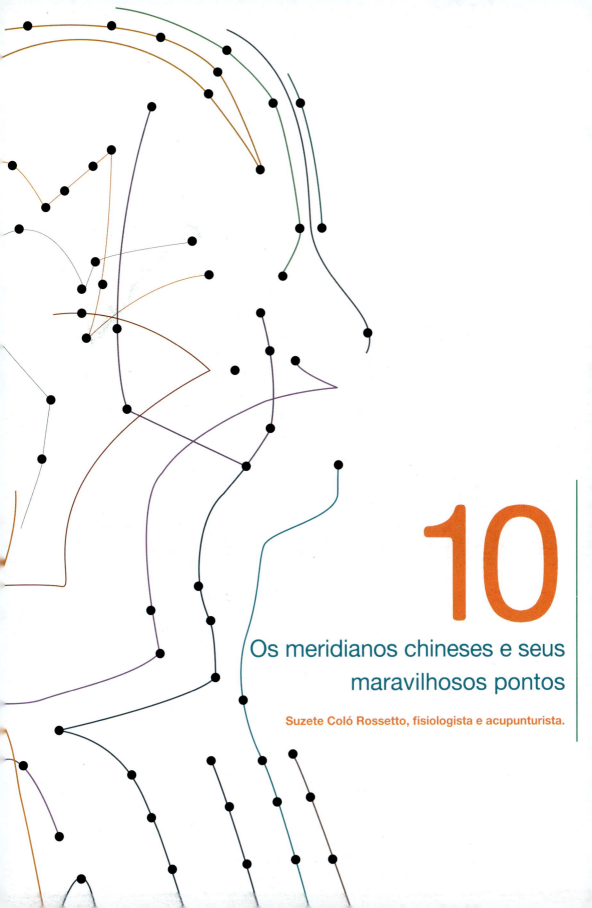

10
Os meridianos chineses e seus maravilhosos pontos

Suzete Coló Rossetto, fisiologista e acupunturista.

Meridiano ou canal de energia são os nomes pelos quais são conhecidos os condutos nos quais circula a energia *Qi* e *Xue* (sangue), são invisíveis e estão localizados subcutaneamente e, em seus trajetos, localizam-se os pontos de Acupuntura.

Esses canais são citados em toda a literatura existente sobre Medicina Chinesa, e é por meio deles e de seus pontos que se equilibra a energia do homem.

Os Meridianos Chineses são a ligação da parte Interna do corpo humano com a parte externa e também fazem a ligação inversa, do exterior para o interior.

Eles transmitem e recebem todas as formas de energia a qual o homem sofre a ação.

Há vários Meridianos circulando no organismo humano, e são classificados da seguinte maneira:

10.1 Canais de Energia Principais

Eles são, no total, 12 meridianos: seis se relacionam com a energia *Yin*, e seis com a energia *Yang*.

Existem três meridianos *Yin* com o seu trajeto nos membros superiores e três meridianos nos membros inferiores. Da mesma maneira, três meridianos *Yang* nos membros superiores e três nos membros inferiores.

Os meridianos *Yin* correspondem com os Órgãos (*Zang*) e os *Yang* com as Vísceras (*Fu*) e também há meridianos que se relacionam com a função energética que contribuem para o bom funcionamento dos sistema dos *Zang Fu*.

O trajeto tem uma parte superficial, que passa subcutaneamente, e outra parte, que se aprofunda dentro da cavidade torácica e abdominal, fazendo conexão com o seu *Zang* ou *Fu* correspondente, e também fazendo a união com o seu par acoplado.

São eles:

Tabela 10.1 – Resumo dos grandes meridianos

Meridiano	Sigla	Polaridade	Total de Pontos
Pulmão	P	*Yin*	11
Intestino Grosso	IG	*Yang*	20
Estômago	E	*Yang*	45
Baço-Pâncreas	BP	*Yin*	21
Coração	C	*Yin*	9
Intestino Delgado	ID	*Yang*	19
Bexiga	B	*Yang*	67
Rim	R	*Yin*	27
Circulação e Sexualidade ou Pericárdio	CS ou PC	*Yin*	9
Triplo Aquecedor	TA	*Yang*	23
Vesícula-biliar	VB	*Yang*	44
Fígado	F	*Yin*	14

Quadro 10.1 – Classificação dos meridianos acoplados

Meridianos *Yin*	Meridianos *Yang*
Pulmão	Intestino Grosso
Baço-Pâncreas	Estômago
Coração	Intestino Delgado
Rim	Bexiga
Circulação e Sexualidade ou Pericárdio	Triplo Aquecedor
Fígado	Vesícula Biliar

Os Meridianos Principais possuem ramificações e são formados por:

- Quinze canais de energia *Luo* Longitudinais e acoplados que se encarregam de ligar as extremidades com as cavidades torácica e abdominal.
- Doze canais de energia *Luo* transversais, que unem os canais de energia acoplados para manter a relação Interior com o Exterior e vice-versa.
- Canais de Energia Tendino-Muscular, que surgem em todos os pontos *ting* (que localiza-se na ponta do dedo) dos merdianos principais e seguem seu trajeto para energizar a parte tendinosa e muscular do corpo e atua também na defesa orgânica.
- Canais de Energia Divergentes, que se originam no trajeto dos Canais de Energia Principal e levam a circulação energética no local em queos canias principais não tem acesso.
- Canais de Energia Curiosos ou Maravilhosos, que levam o *Qi* e o *Xue* para os espaços situados entre os canais de energia prindipais, promovem as diversas ligações entre o *Yang* e o *Fu* e os canais de energia. Há 8 canais de energia Maravilhosos, mas só dois tem trajeto próprio, que são o *Du-Mai,* que comanda a energia *Yang*, e os meridianos principais, que se relacionam com ela. Pode também ser considerado reservatório da energia *Yang* e o *Ren Mai* que, da mes-

ma maneira, comanda a energia *Yin* e os meridianos que se relaciona com ela e também é o resevatório da energia *Yin*. Os Vasos Maravilhos que não possuem trajetos próprios são *Chong Mai*, *Yin* e *Yang Qiao Mai*, *Dai Mai*, *Yin* e *Yang Wei Mai*.

Todos os Meridianos têm a função de transportar o *Qi* e o *Xue* nos canais, nos vasos saguíneos, para promover a nutrição, aquecimento, defesa de todos os tecidos, trazendo a homeostase do funcionamento dos *Zang Fu*.

Neste capítulo, serão apresentados o trazdos dos Meridianos Principais, dos Vasos Maravilhos *Ren Mai* e *Du Mai* e de alguns pontos extras sugeridos nos capítulos.

10.2 Pontos de Acupuntura

Os pontos de Acupuntura ficam localizados na camada supercial da pele no trajeto dos Meridianos Chineses. Eles é que fazem a ligação do Interior para o Exterior e vice versa, já que são os receptores da energia dos órgãos e vísceras e também das energias externas, como o calor, frio, umidade, vento e secura. Neles, atua-se com estímulos de agulha, moxabustão, cristais, stiper, sementes, entre outros, para promover o equilíbrio da circulação do *Qi* e *Xue* nos canais de energia e em toda a atuação dos *Zang Fu*.

10.2.1 Como localizar os pontos de Acupuntura

O sistema de localização de pontos seguem padrões de medidas corporais/pessoais chamada de "*tsun*". Mede-se uma quantidade de *tsun* com base em elementos anatômicos.

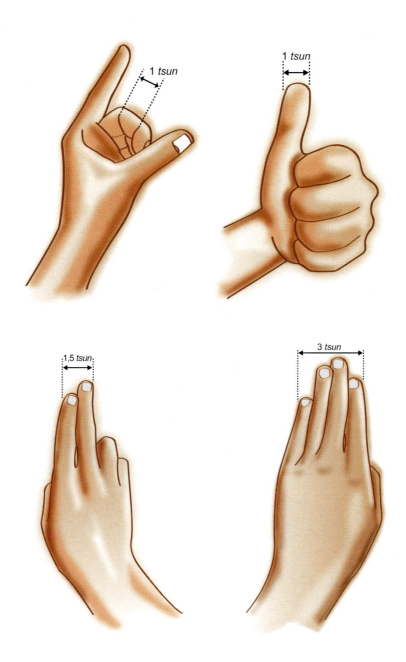

Figura 10.1 – Medidas para localização dos pontos.

10.2.1.1 Meridianos

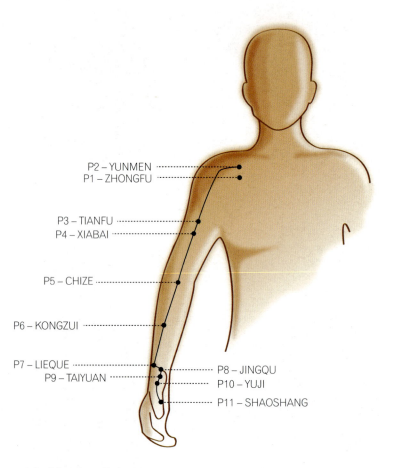

Figura 10.2 – Meridiano Pulmão.

Os meridianos chineses e seus maravilhosos pontos • 269

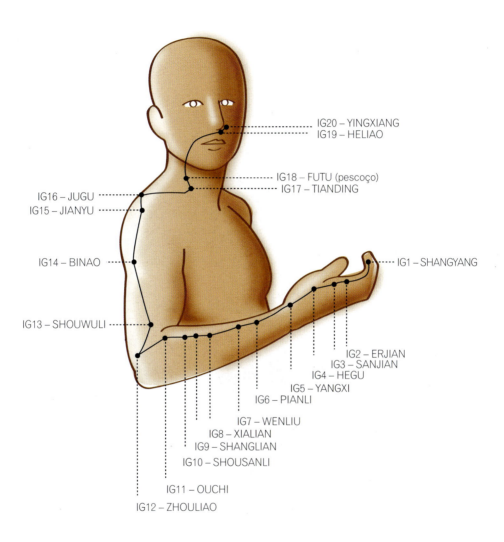

Figura 10.3 – Meridiano Intestino Grosso.

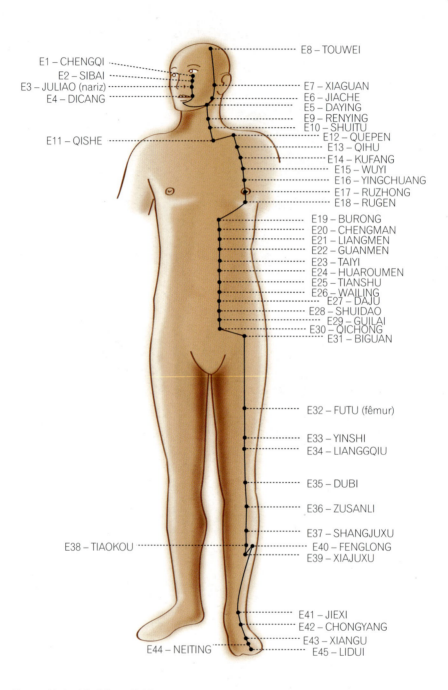

Figura 10.4 – Meridiano Estômago.

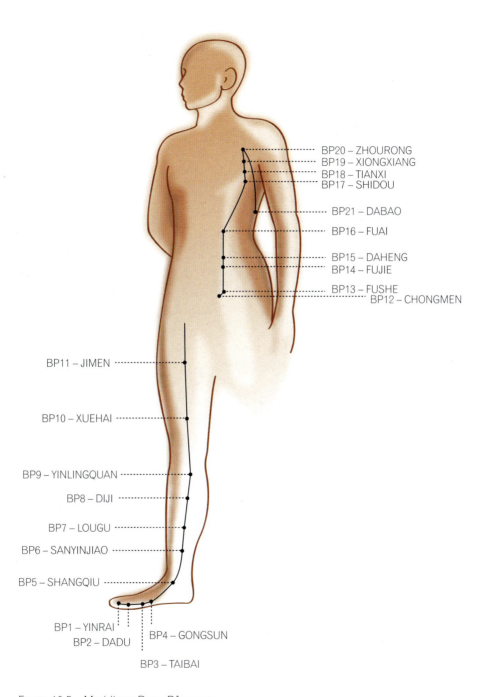

Figura 10.5 – Meridiano Baço-Pâncreas.

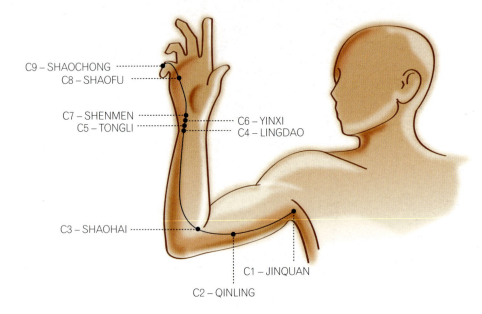

Figura 10.6 – Meridiano Coração.

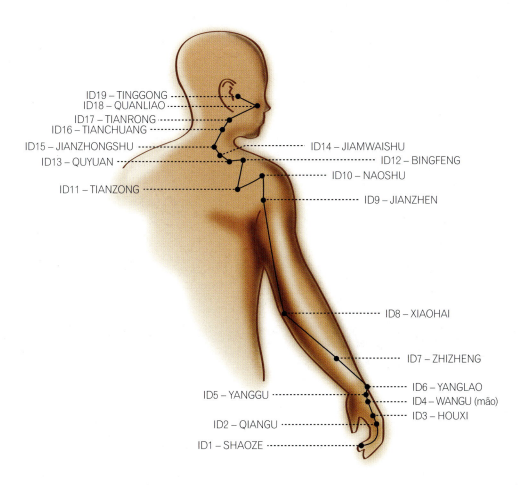

Figura 10.7 – Meridiano Intestino Delgado.

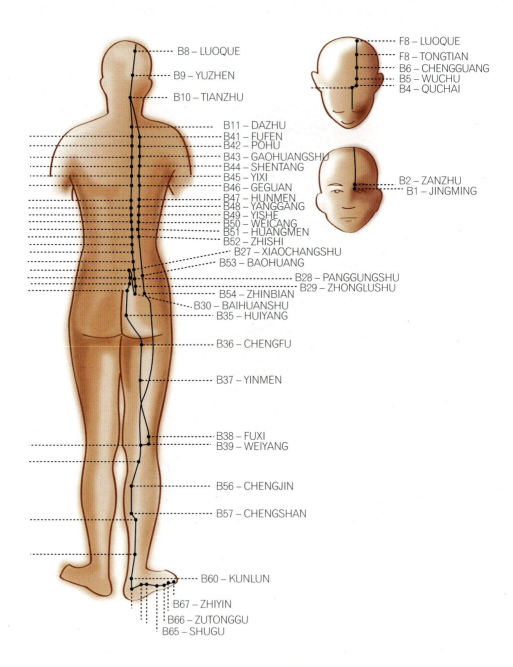

Figura 10.8 – Meridiano Bexiga.

Os meridianos chineses e seus maravilhosos pontos • 275

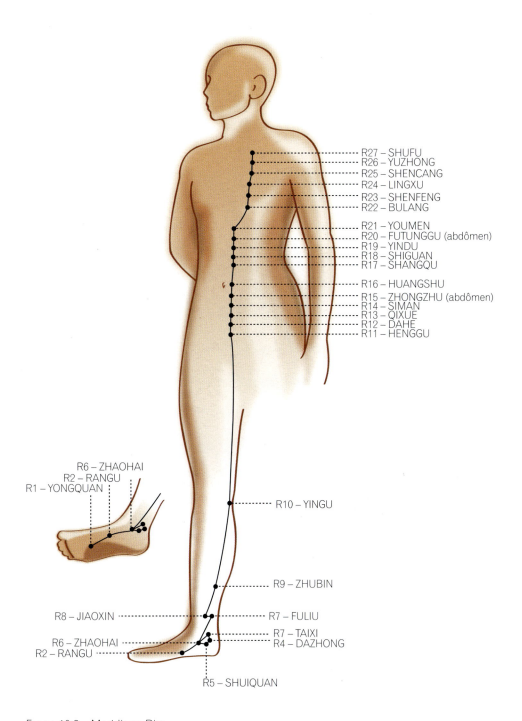

Figura 10.9 – Meridiano Rim.

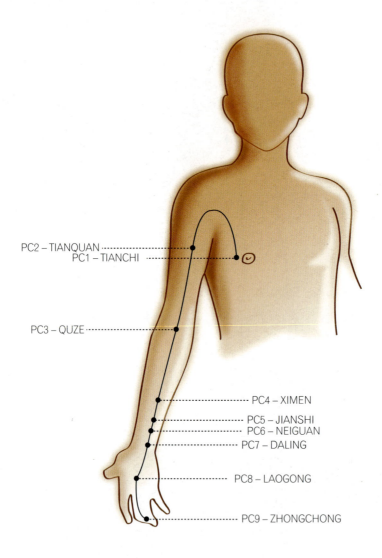

Figura 10.10 – Meridiano Circulação e Sexualidade.

Os meridianos chineses e seus maravilhosos pontos • 277

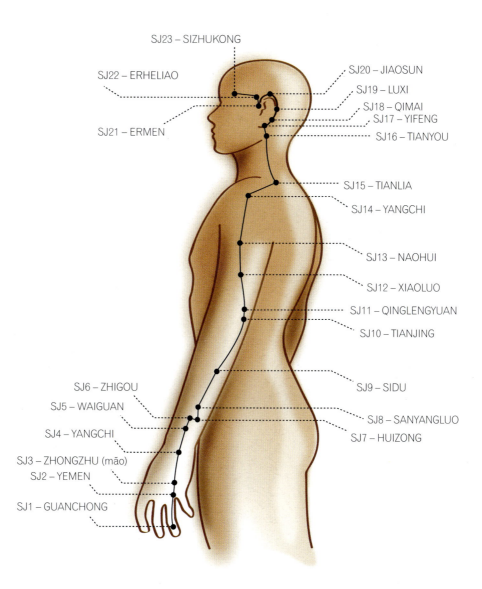

Figura 10.11 – Meridiano Triplo Aquecedor.

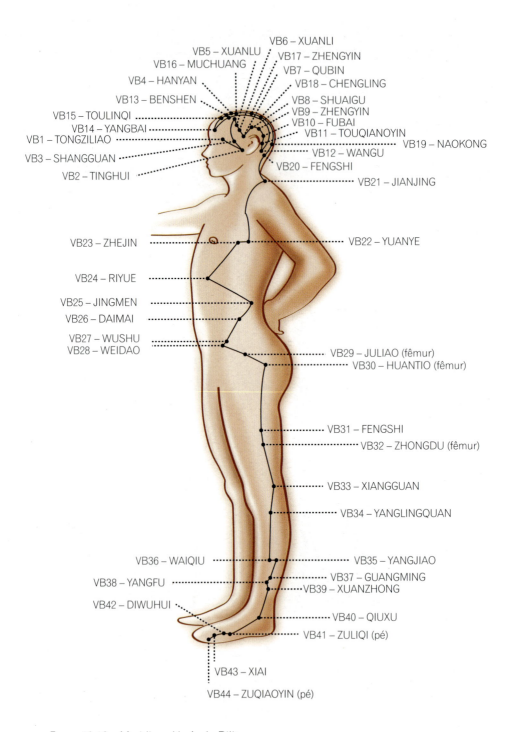

FIGURA 10.12 – Meridiano Vesícula Biliar.

Os meridianos chineses e seus maravilhosos pontos • 279

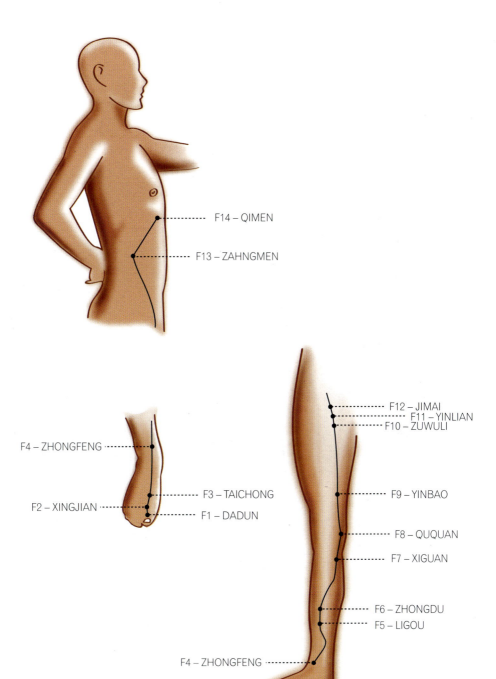

Figura 10.13 – Meridiano Fígado.

10.2.1.2 Vasos Maravilhosos

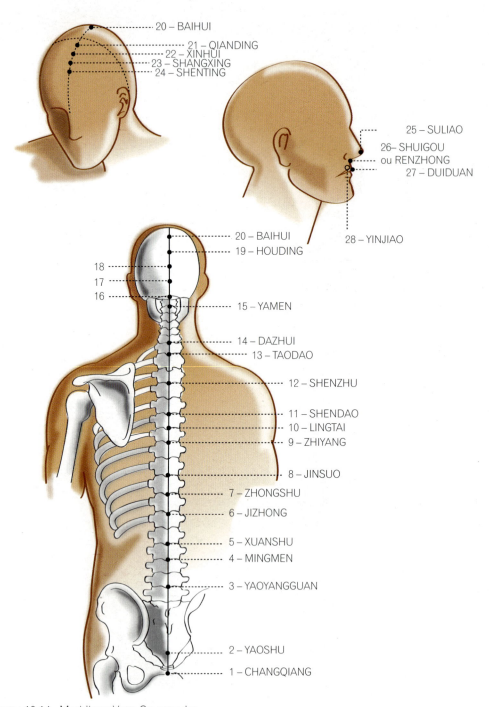

Figura 10.14 - Meridiano Vaso Governador.

Os meridianos chineses e seus maravilhosos pontos • 281

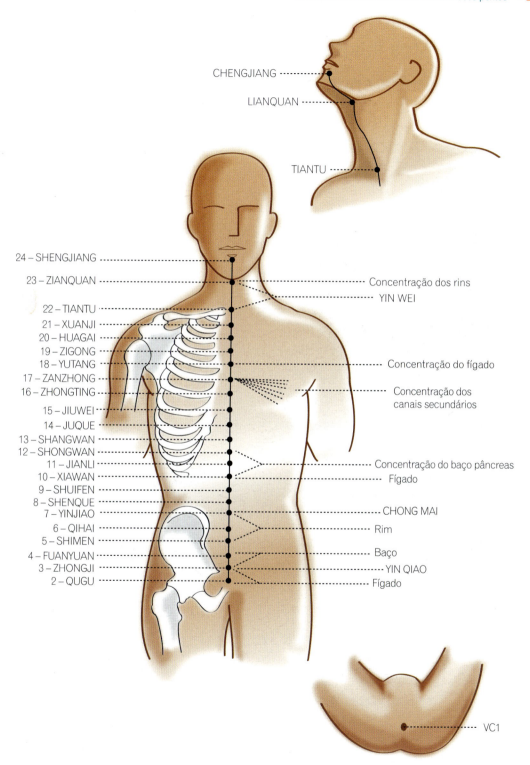

Figura 10.15 - Meridiano Vaso Concepção.

10.3 Fotos ilustrativas dos pontos de Acupuntura enumerados ao longo do livro

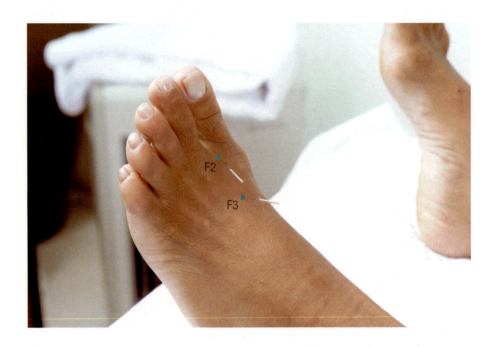

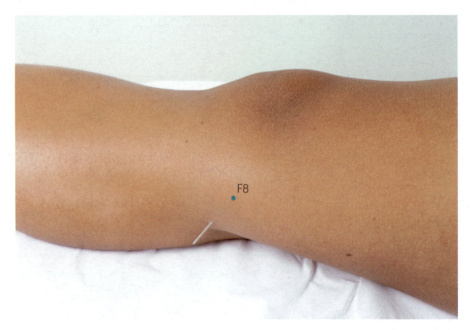

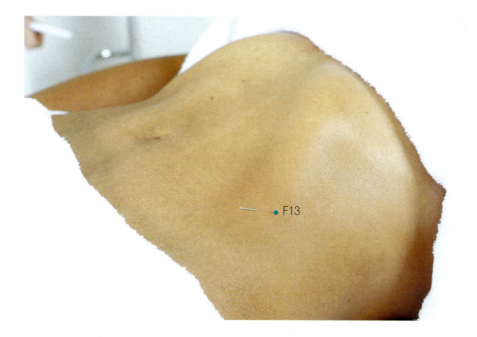

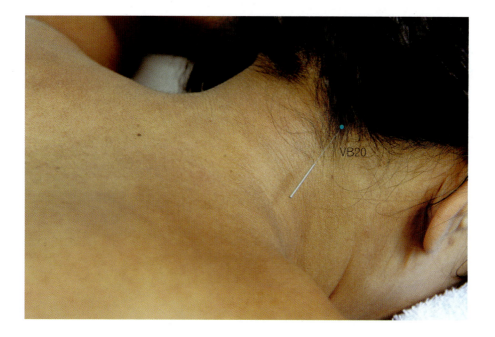

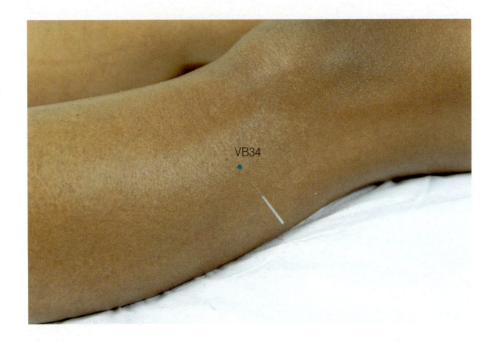
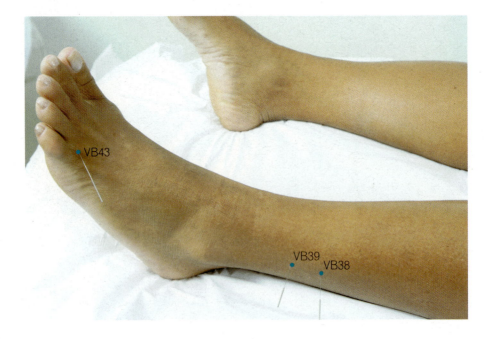

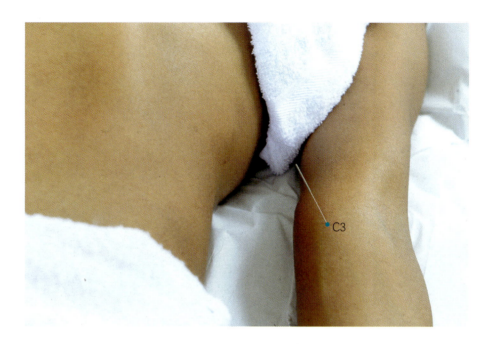

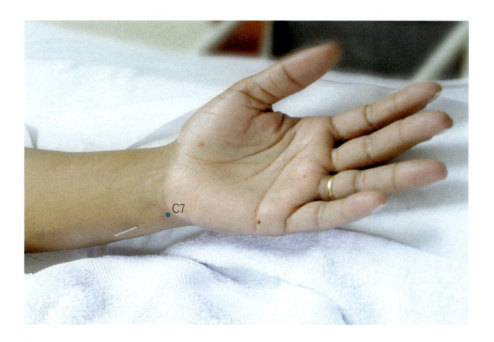

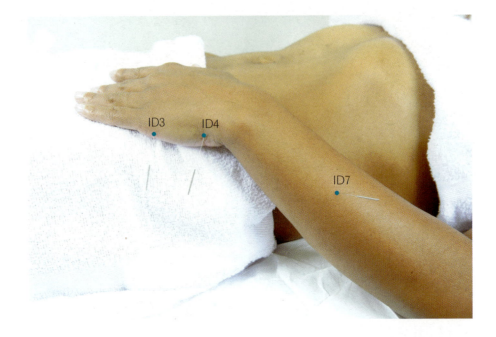

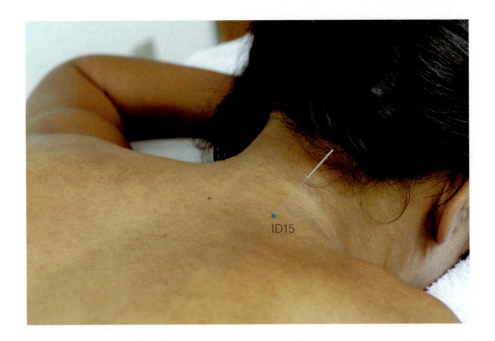

Os meridianos chineses e seus maravilhosos pontos • 287

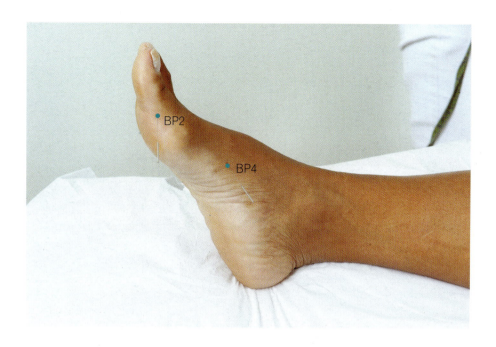

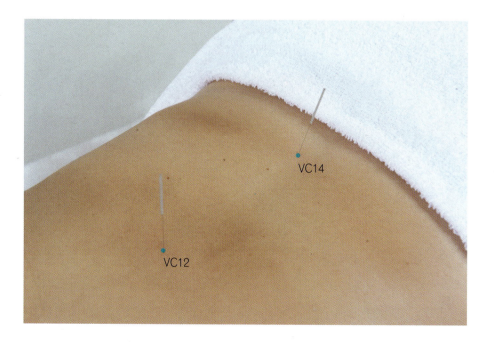

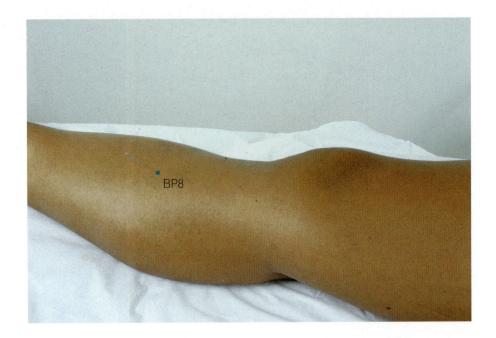

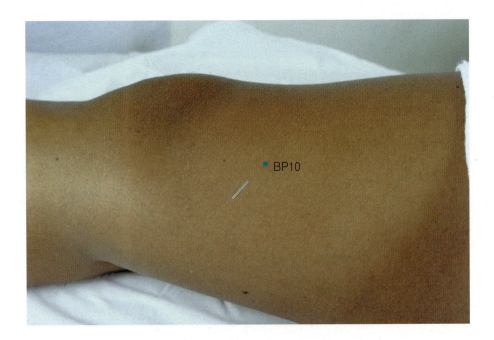

Os meridianos chineses e seus maravilhosos pontos • 289

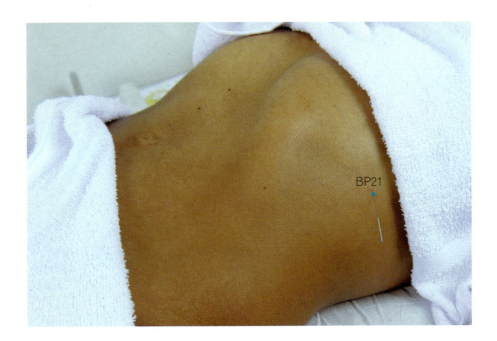

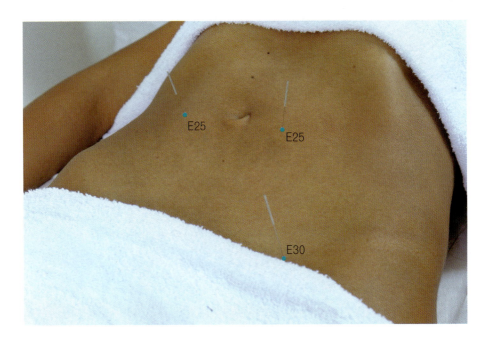

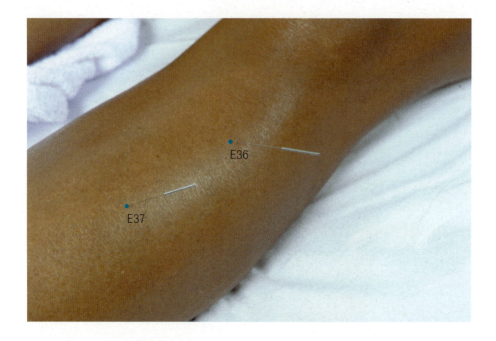
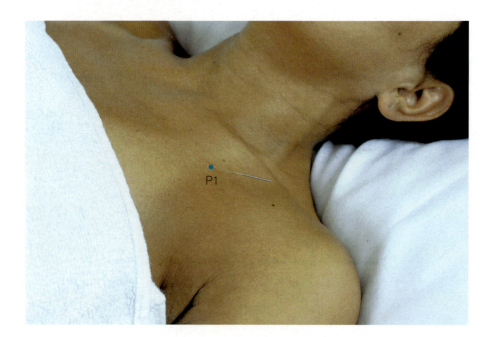

Os meridianos chineses e seus maravilhosos pontos • 291

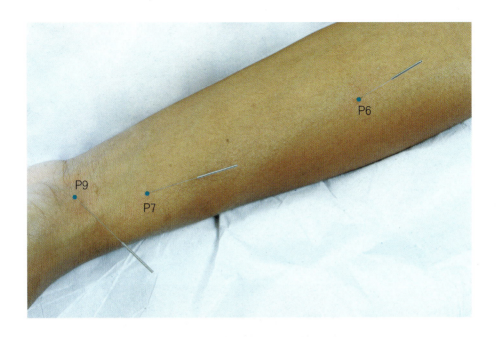

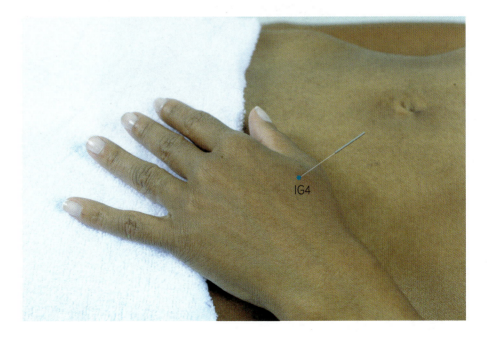

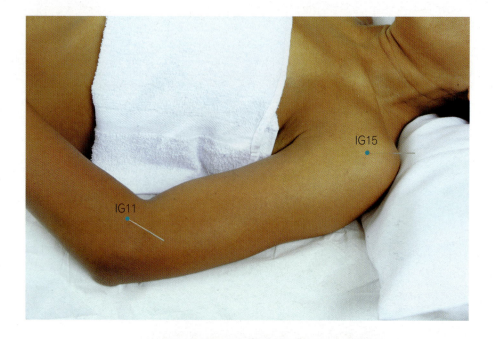

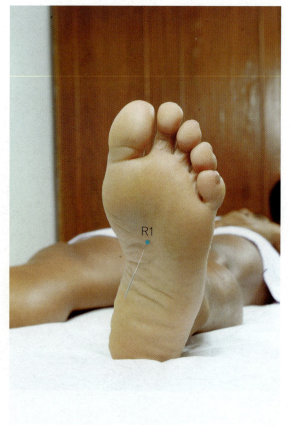

Os meridianos chineses e seus maravilhosos pontos • 293

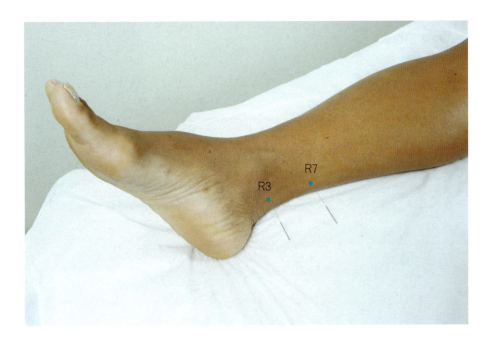

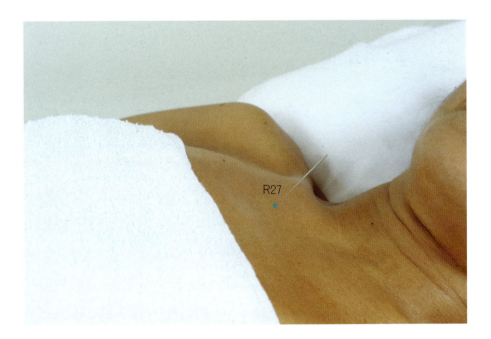

294 • Acupuntura multidisciplinar

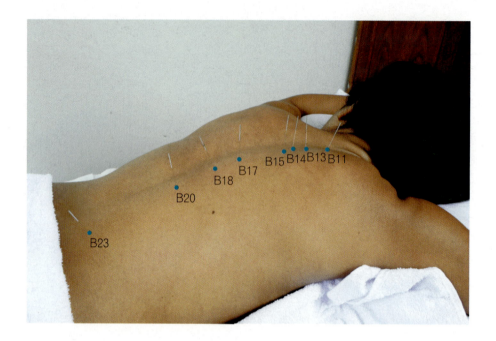

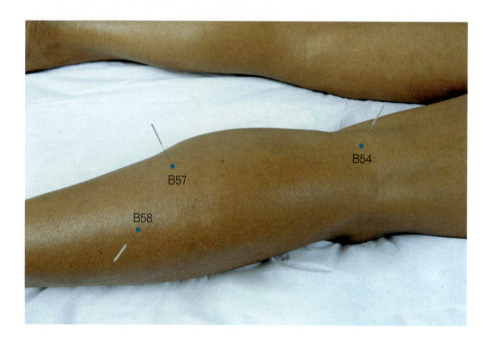

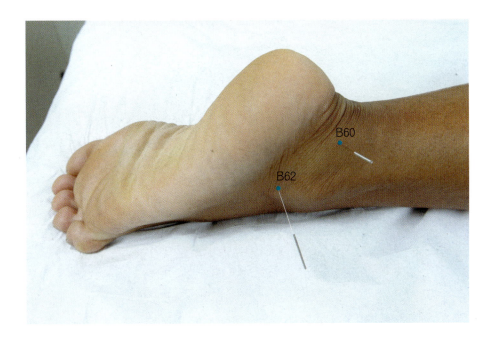

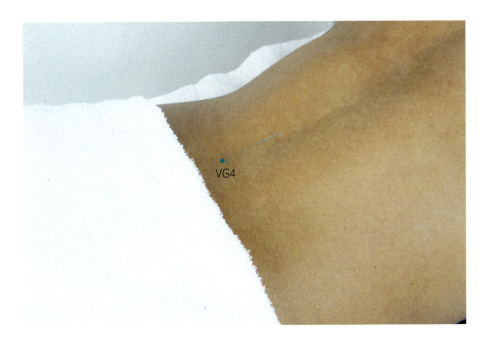

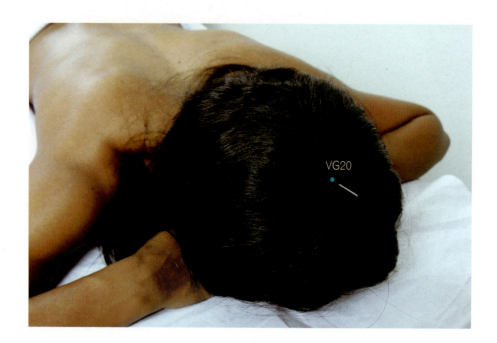

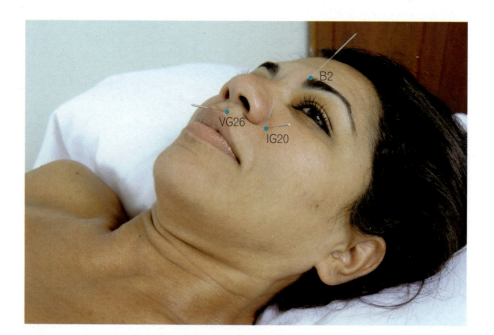

Os meridianos chineses e seus maravilhosos pontos • 297

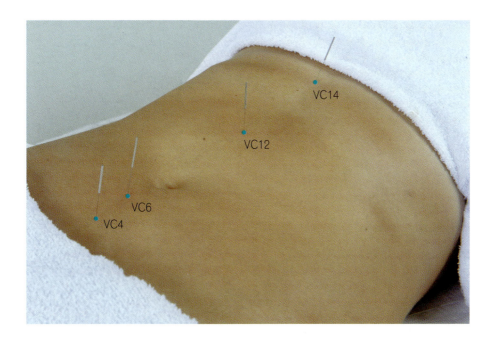

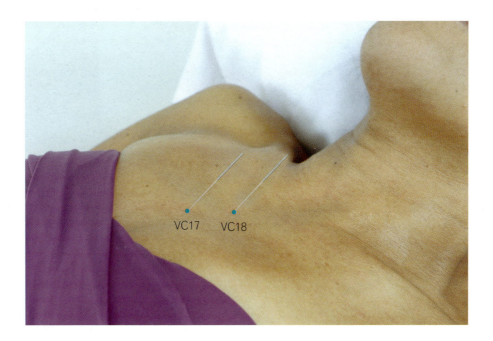

298 • Acupuntura multidisciplinar

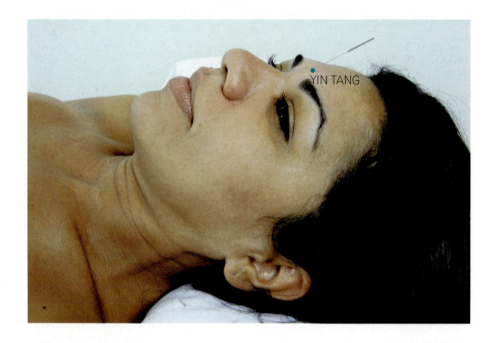

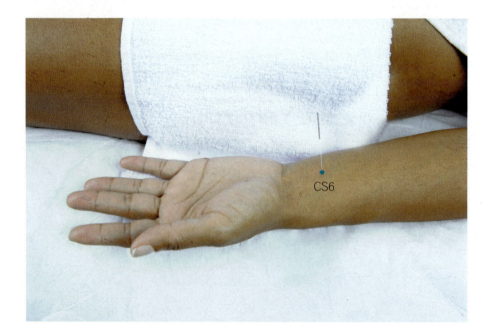

Os meridianos chineses e seus maravilhosos pontos • 299

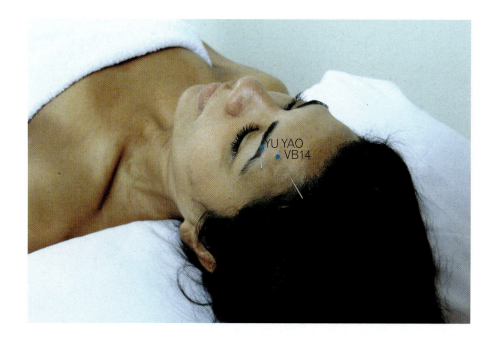

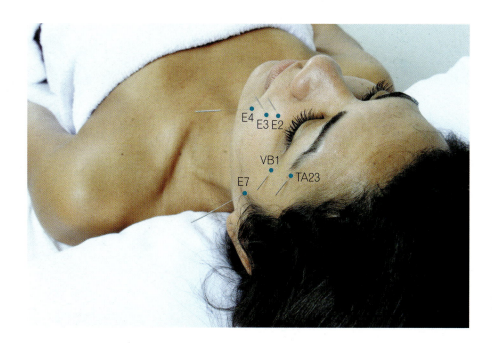

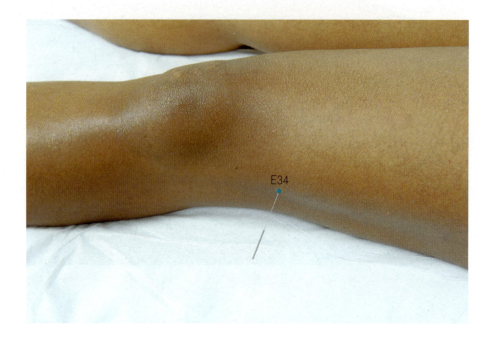
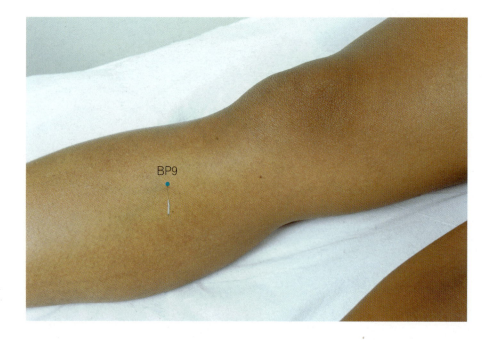

Os meridianos chineses e seus maravilhosos pontos • 301

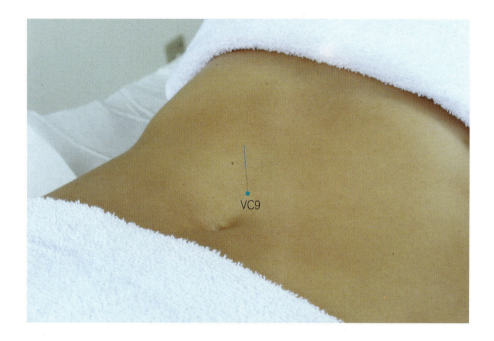

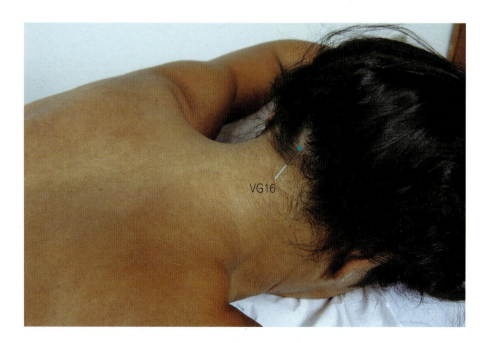

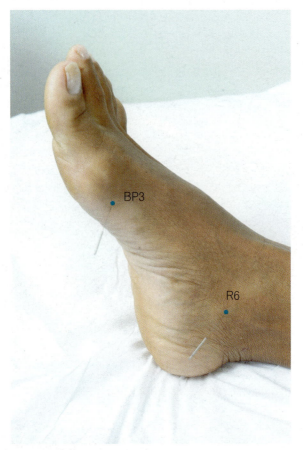

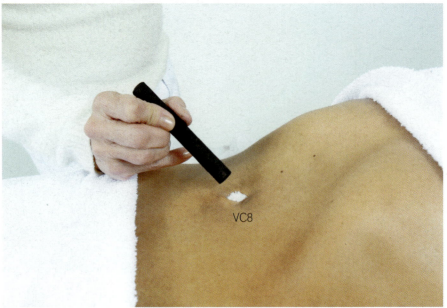

Os meridianos chineses e seus maravilhosos pontos • 303

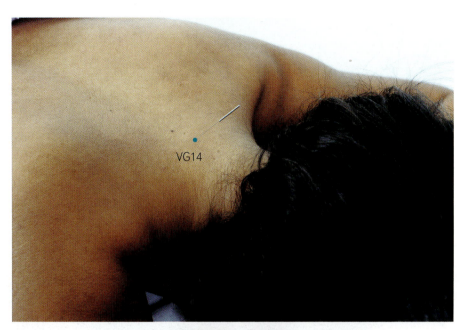

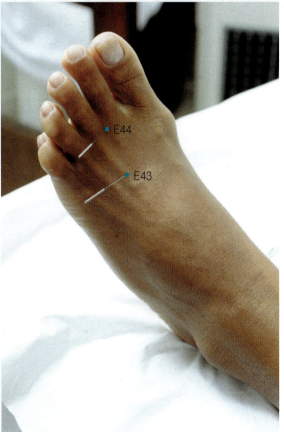

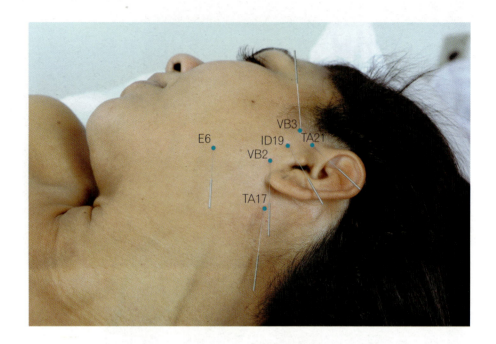
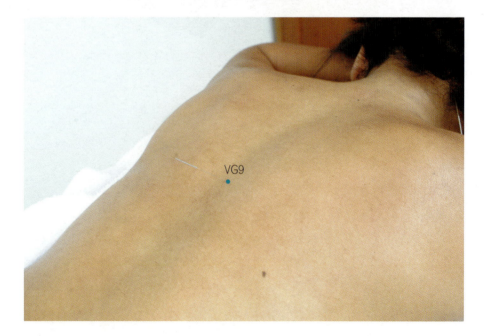

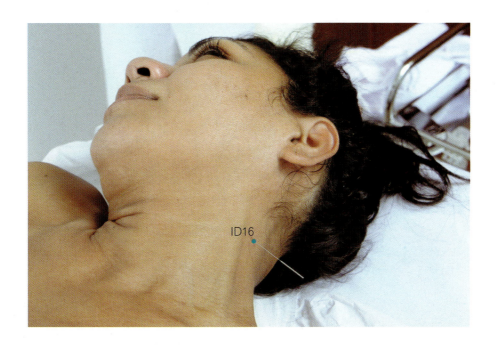

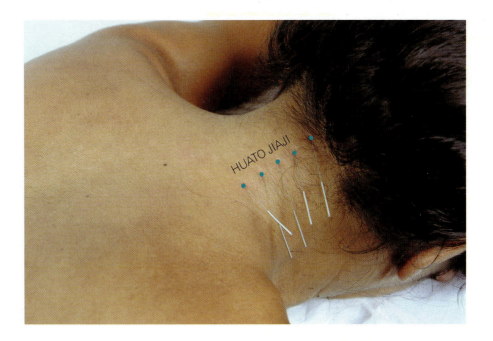

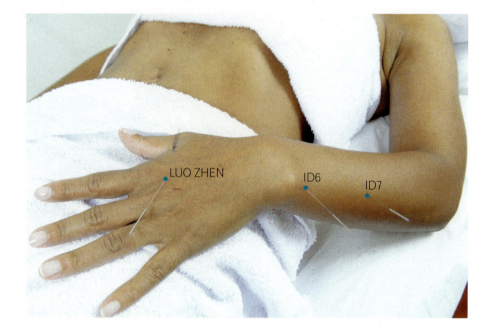

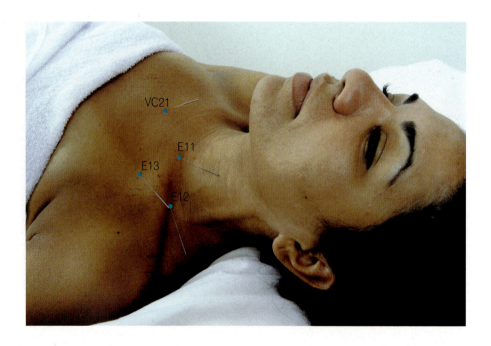

Os meridianos chineses e seus maravilhosos pontos • 307

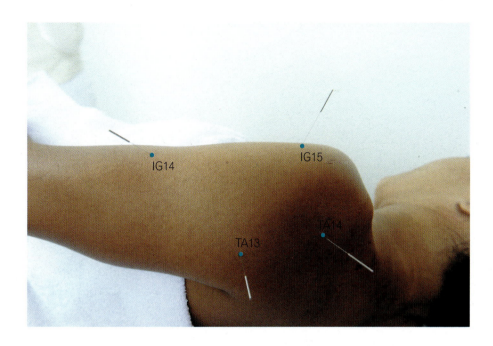

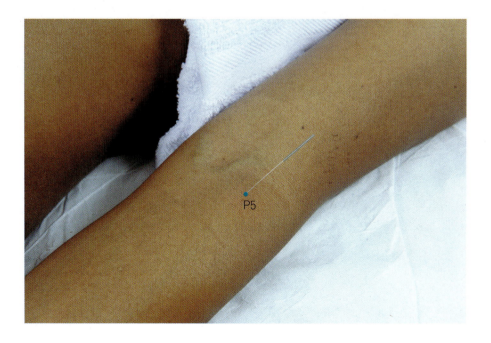

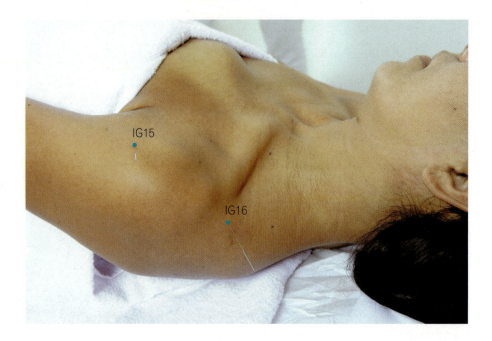

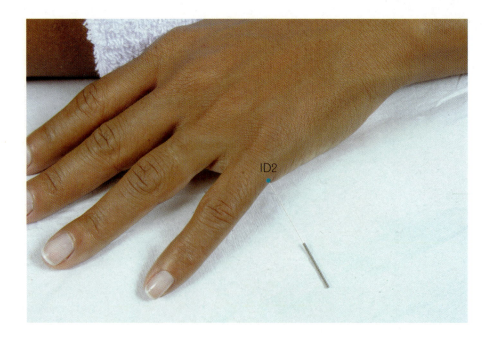

Os meridianos chineses e seus maravilhosos pontos • 309

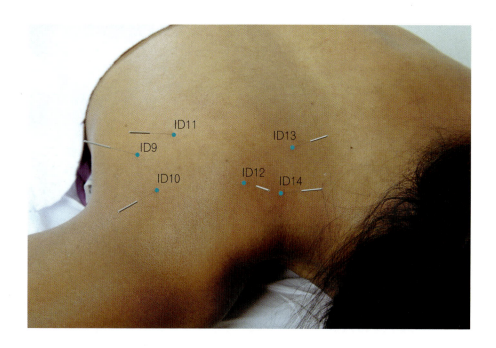

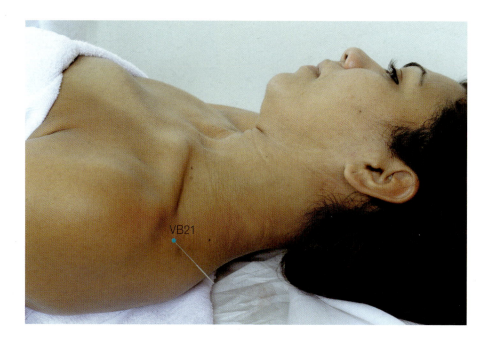

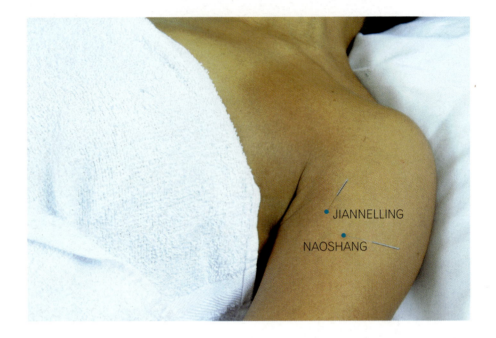
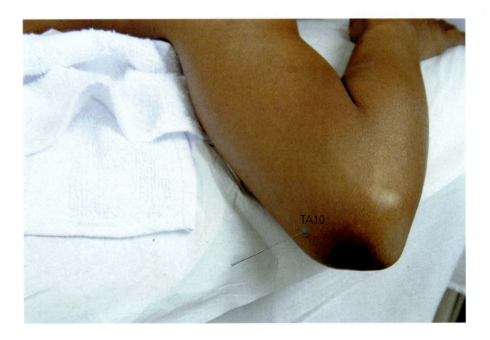

Os meridianos chineses e seus maravilhosos pontos • 311

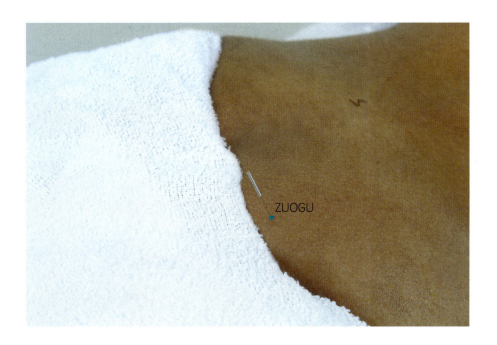

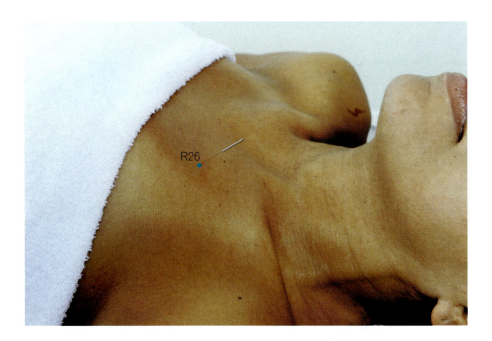

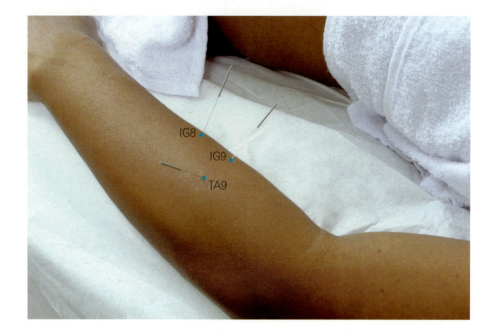

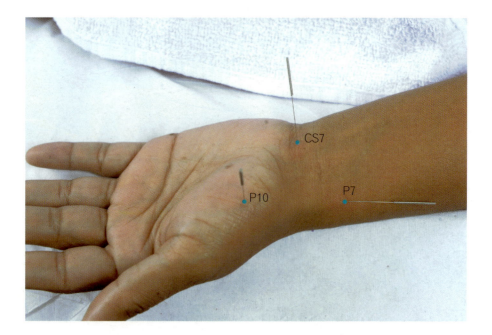

Os meridianos chineses e seus maravilhosos pontos • 313

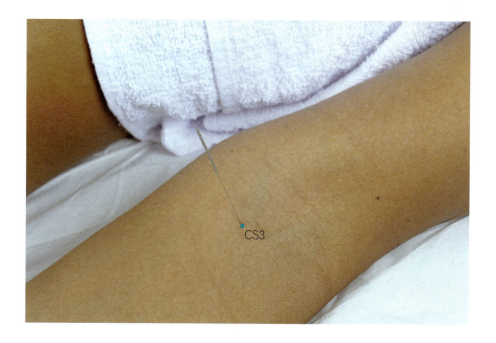

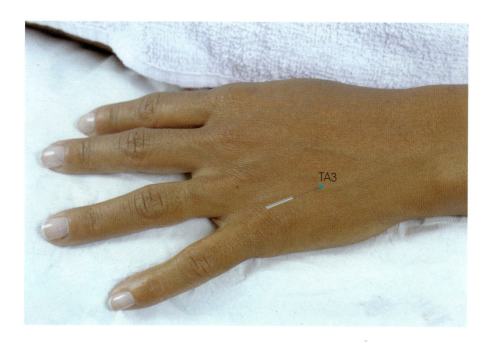

314 • Acupuntura multidisciplinar

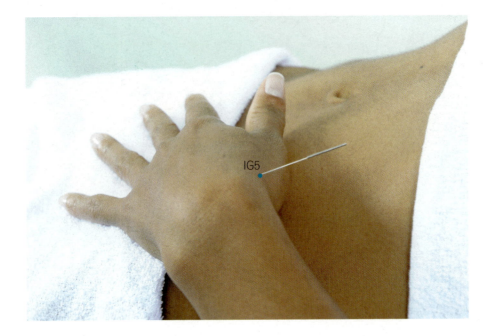

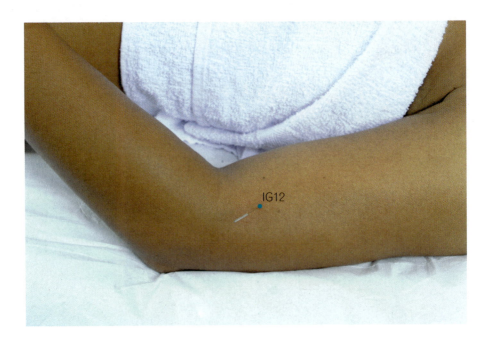

Os meridianos chineses e seus maravilhosos pontos • 315

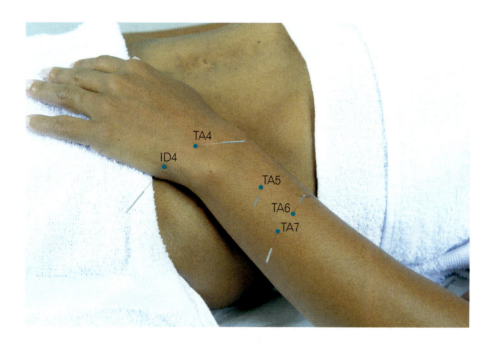

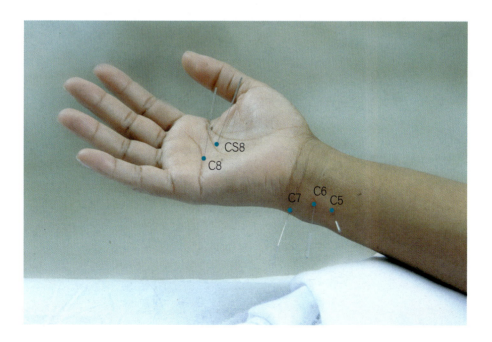

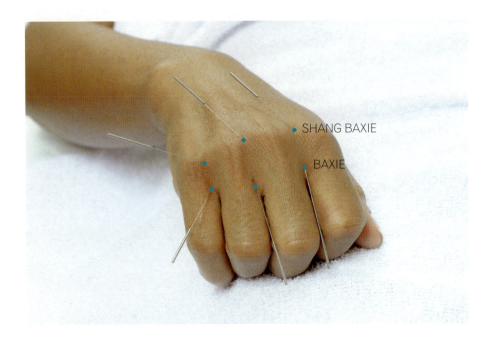

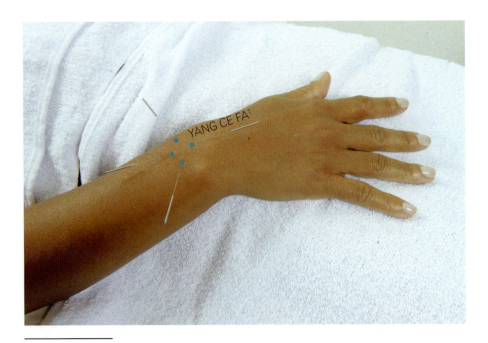

[1] Exemplo de técnica de cercar o nódulo.

Os meridianos chineses e seus maravilhosos pontos • 317

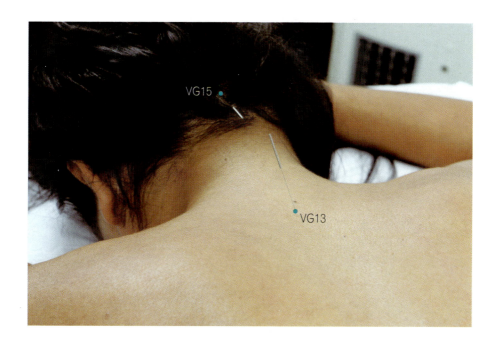

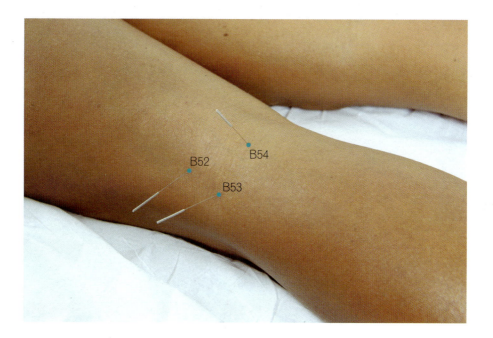

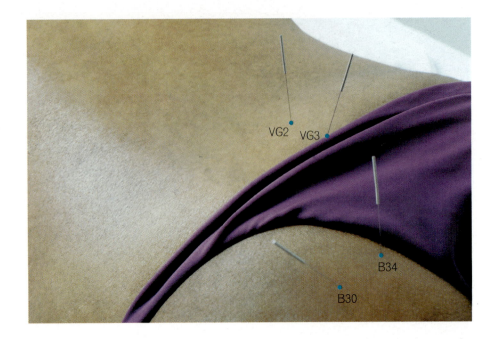

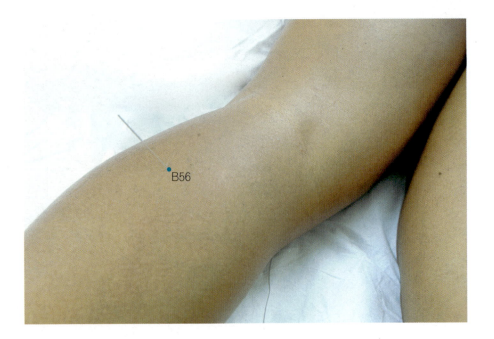

Os meridianos chineses e seus maravilhosos pontos • 319

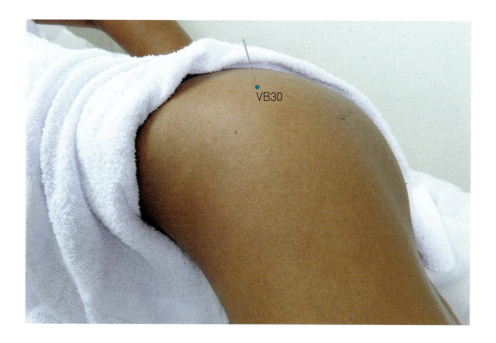

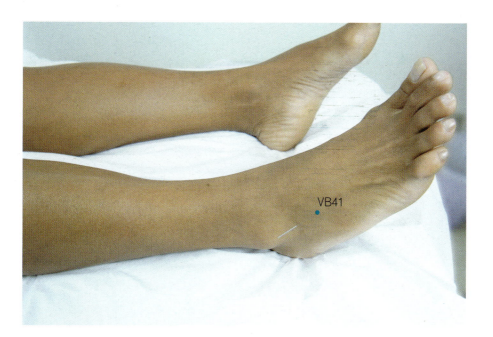

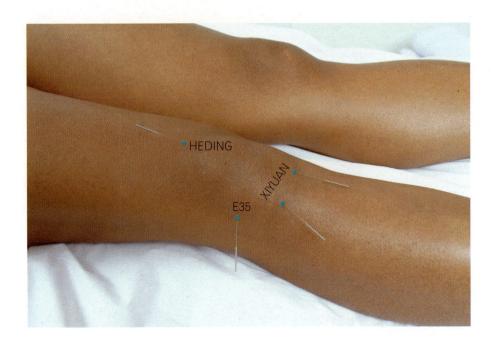

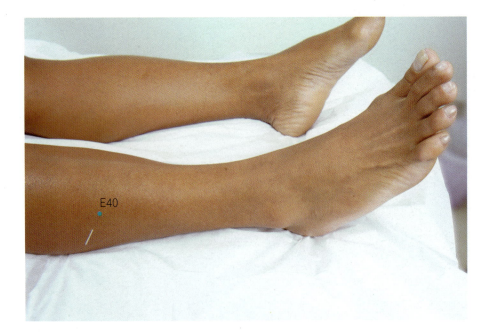

Os meridianos chineses e seus maravilhosos pontos • 321

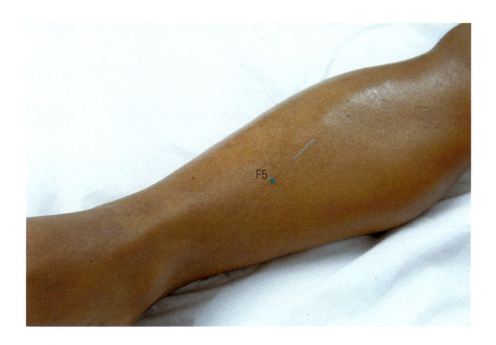

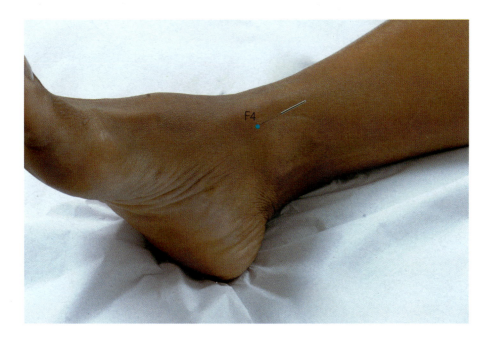

322 • Acupuntura multidisciplinar

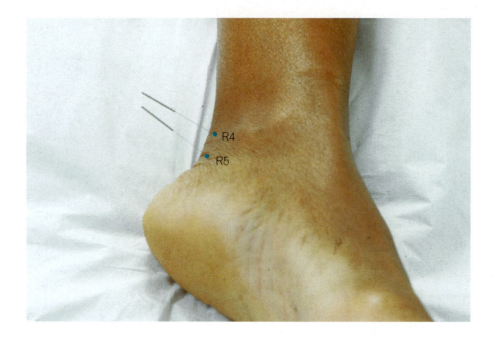

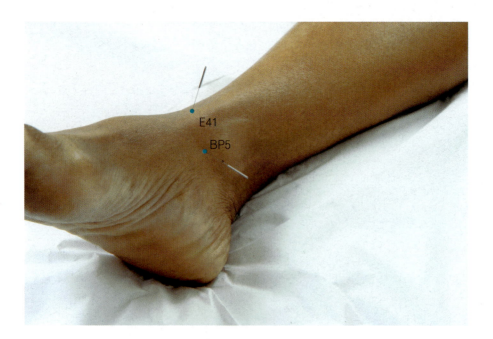

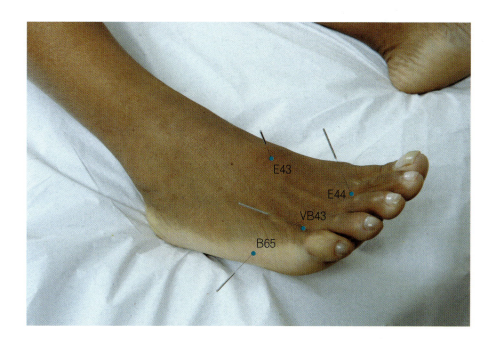

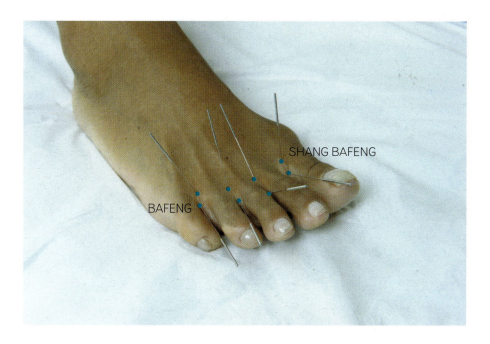

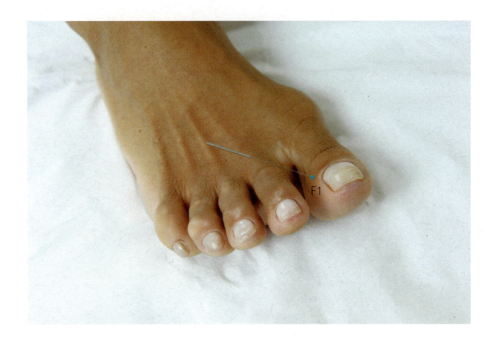

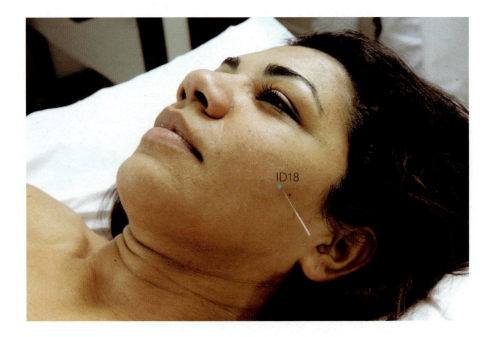

Os meridianos chineses e seus maravilhosos pontos • 325

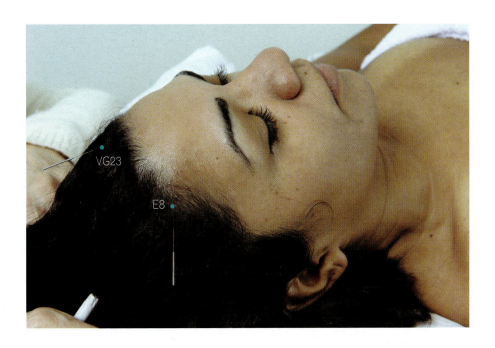

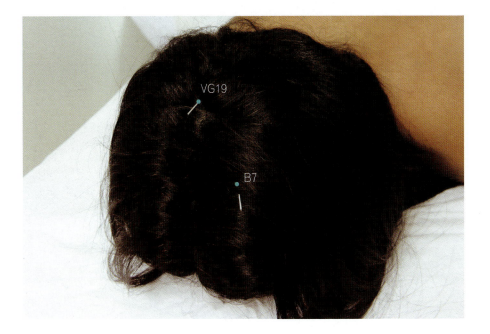

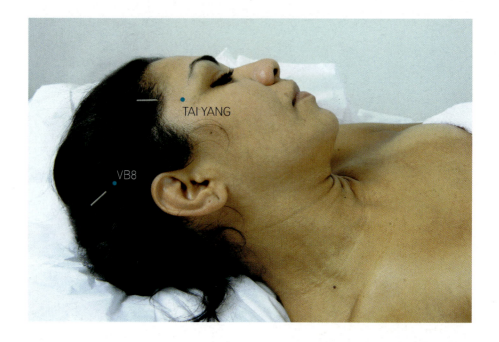

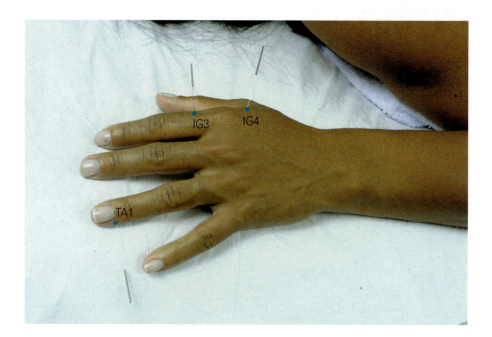

Os meridianos chineses e seus maravilhosos pontos • 327

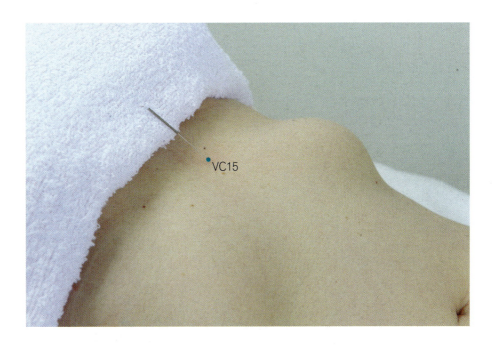

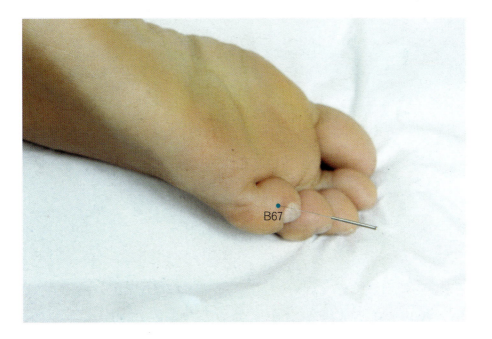

328 • Acupuntura multidisciplinar

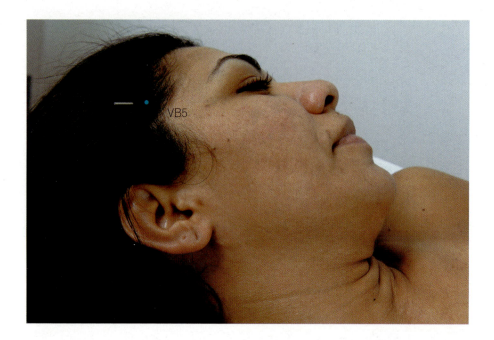

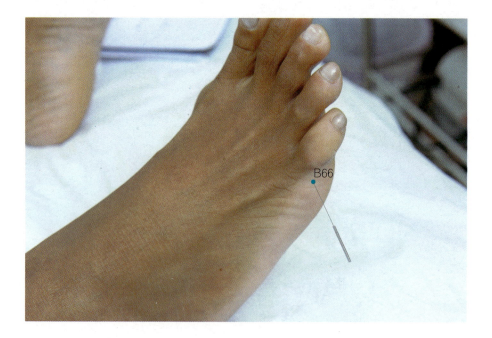

Os meridianos chineses e seus maravilhosos pontos • 329

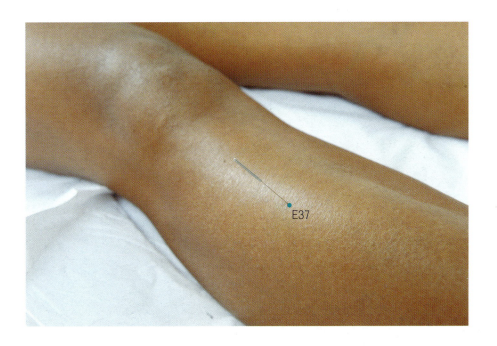

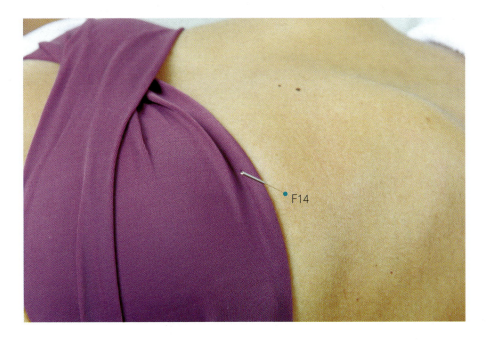

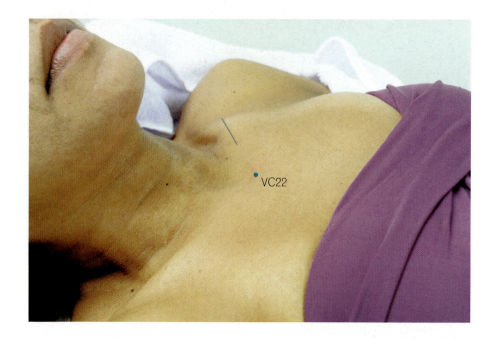

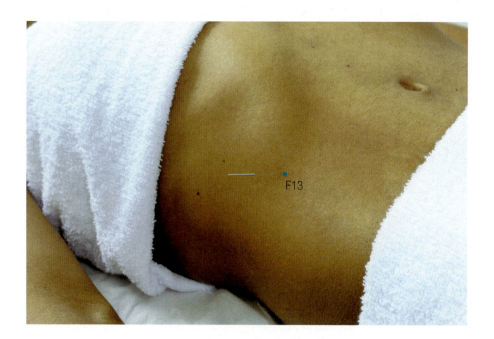

Os meridianos chineses e seus maravilhosos pontos • 331

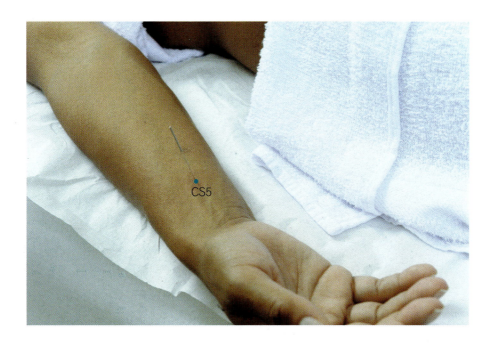

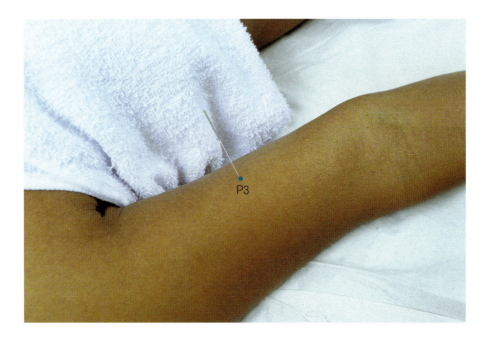

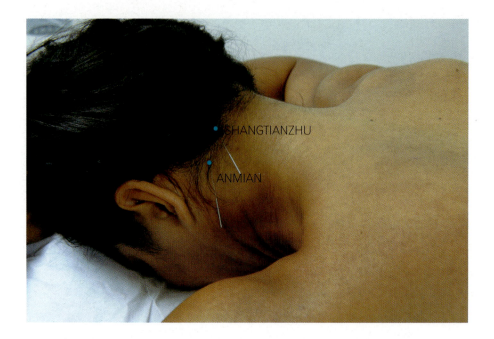

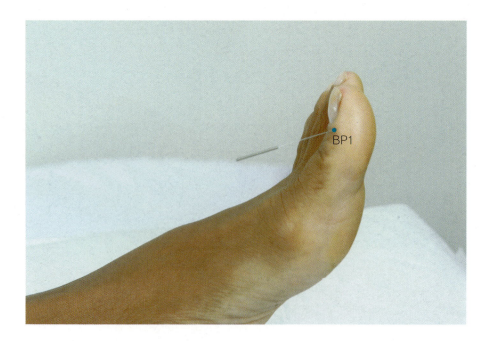

Os meridianos chineses e seus maravilhosos pontos • 333

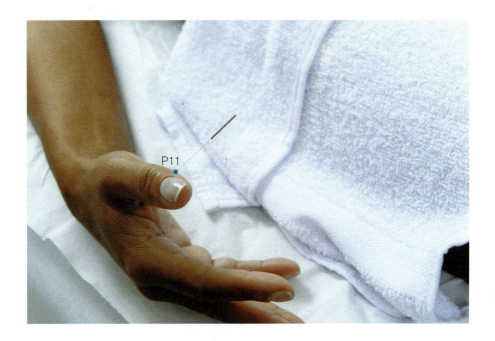

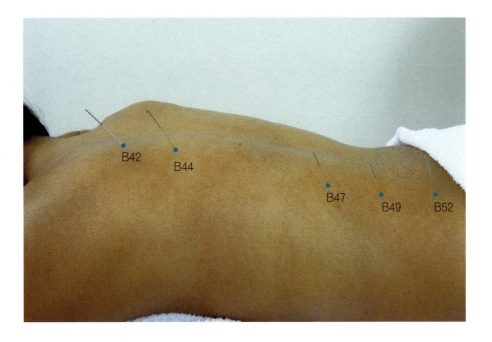

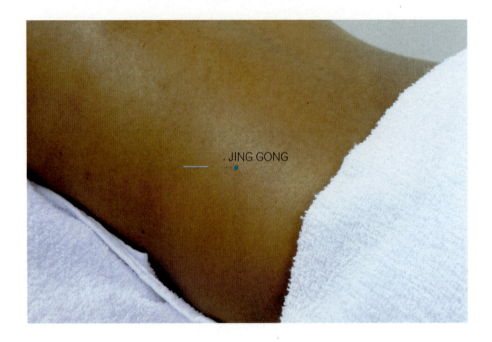

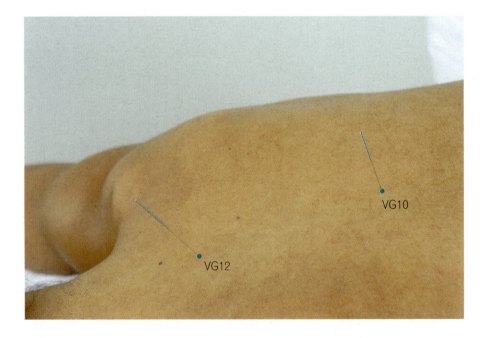

Os meridianos chineses e seus maravilhosos pontos • 335

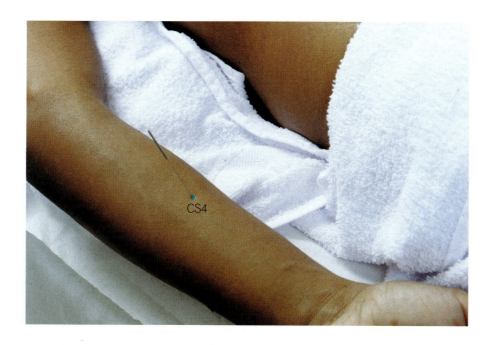

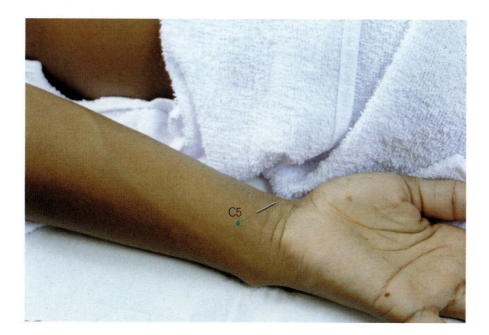

336 • Acupuntura multidisciplinar

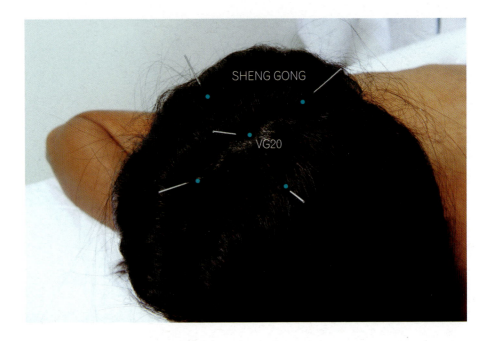

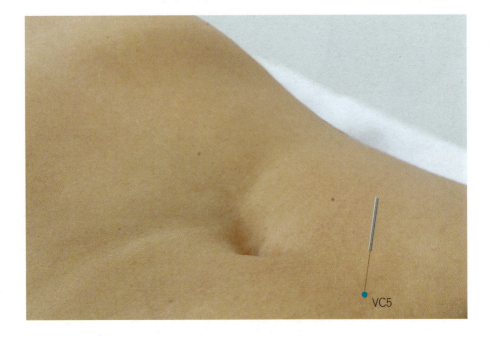

Os meridianos chineses e seus maravilhosos pontos • 337

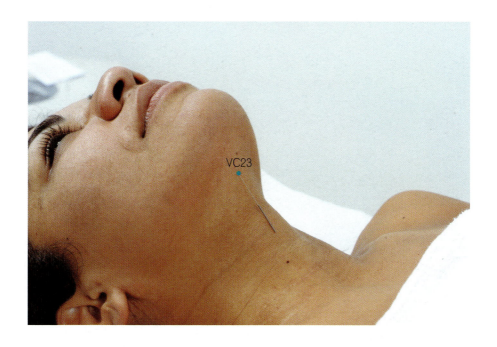

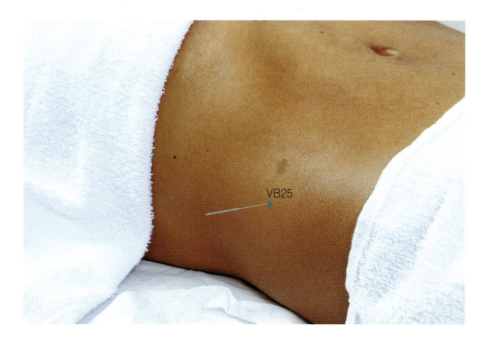

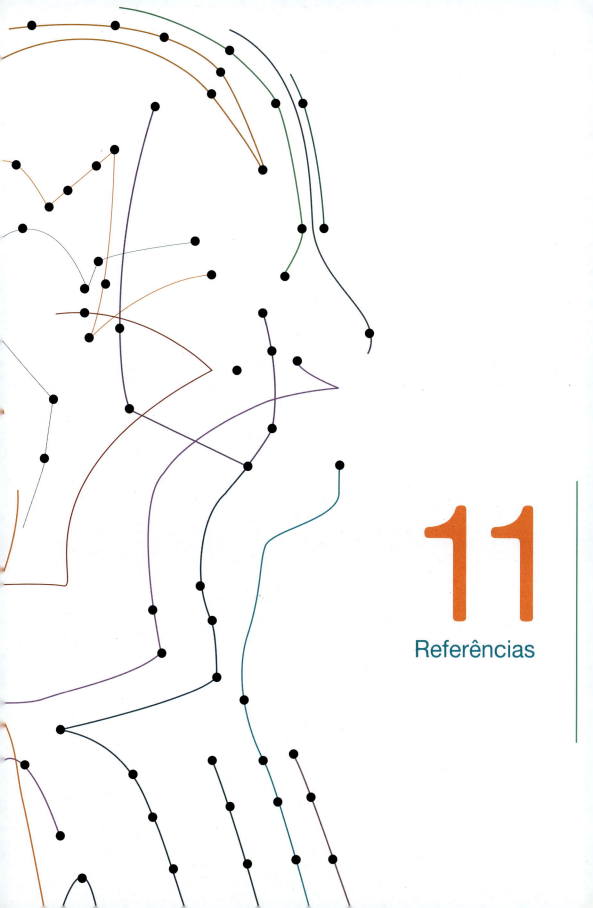

11
Referências

ALTMAN S. Terapia pela acupuntura na clínica de pequenos animais. In: ETTINGER S. J. *Tratado de medicina interna veterinária*: moléstias do cão e do gato. São Paulo: Manole, 1992.

ANDERSSON, S. Acupuncture – from Empiricism to Science: Functional Background to Acupuncture Effects in Pain and Disease. *Med. Hypotheses*, England, n. 45, v.3, p.271-81, 1995.

BANNERMAN R. H. The World Health Organization viewpoint on acupuncture. *Am. J. Acupuncture*, n. 8 v. 3, p. 231-5, 1980.

BEAU, G. *A Medicina Chinesa*. Rio de Janeiro: Interciência, 1982.

BEAUVOIR, S. de. *A velhice*. Tradução de Maria Helena Franco Martins. Rio de Janeiro: Nova Fronteira, 1990.

BING, W. *Princípios de Medicina Interna do Imperador Amarelo*. Ícone, 2001.

Birch, S. J.; Felt, R. L. *Understanding Acupuncture*. Brookline, Massachusetts: Paradigm Publications, 1999.

Blunden, C.; Elvin, M. *China, o gigante milenário*. Rio de Janeiro: Fernando Chinaglia, Madrid, Del Prado, 1977.

Braga, F. P. F. *Avaliação da acupuntura como método de tratamento preventivo e curativo de xerostomia decorrente da radioterapia*. 2006. Dissertação (Mestrado em Odontologia) – Faculdade de Odontologia, Universidade de São Paulo, São Paulo, 2006. Disponível em: <http://www.teses.usp.br/teses/disponiveis/23/23139/tde-05052006-164329/>. Acesso em: 14 jun 2009.

Brasil, Ministério da Educação. Secretaria da Educação Fundamental. *Parâmetros Curriculares Nacionais*: Educação Física. 3. ed., Brasília, 2001.

Brasil, Ministério da Educação. Secretaria da Educação Fundamental. Secretaria de Educação Especial. *Parâmetros Curriculares Nacionais: Adaptações Curriculares*: Estratégia para a Educação de Alunos com Necessidades Educacionais Especiais. Brasília, 1999.

Brasil, Ministério da Saúde. Secretaria de Atenção à Saúde. Departamento de Atenção Básica Política Nacional de Práticas Integrativas e Complementares no SUS. *Atitude de Ampliação de Acesso*. Brasília: 2006. Disponível em: <http://dtr2004.saude.gov.br/dab/docs/publicacoes/geral/pnpic.pdf>. Acesso em: 12 jun. 2009.

Brasil, Ministério da Saúde. Portaria n. 971/GM de 04 maio de 2006. Aprova a Política Nacional de Práticas Integrativas e Complementares (PNPIC) no Sistema Único de Saúde. *Diário Oficial da República Federativa do Brasil*, Brasília, DF, 4 mai. 2006. Seção 1:84. Conselho Federal de Odontologia – CFO. Resolução 82/2008. Disponível em: <http://www.cfo.org.br/download/pdf/forum_praticas_integrativas/resolucao_82_2008.pdf>. Acesso em: 12 jun. 2009.

BRASIL, MINISTÉRIO DA SAÚDE. Secretaria de Atenção à Saúde. Departamento de Atenção Básica. Política Nacional de Práticas Integrativas e Complementares no SUS - PNPIC-SUS. Brasília: Ministério da Saúde, 2006. Brasil, maio. Disponível em: <http://dtr2004.saude.gov.br/dab/docs/publicacoes/geral/pnpic.pdf>. Acesso em: 12 jun. 2009.

BRESSET, M. *Analgesie par acupuncture em dentisterie opératoire et chirurgicale*. Paris: Maloine, 1979.

CFO – CONSELHO FEDERAL DE ODONTOLOGIA. *Decisão CFO 45/2008*. Brasil, outubro, 2008. Disponível em: <http://www.cfo.org.br/download/pdf/forum_praticas_integrativas/decisao_45_2008.pdf>. Acesso em: 12 jun. 2009.

CFO – CONSELHO FEDERAL DE ODONTOLOGIA. *Tese central para o fórum sobre terapias complementares em Odontologia*. Brasil, setembro, 2006. Disponível em: <http://www.crosp.org.br/FORUMTC/2006/Acupuntura.pdf>. Acesso em: 29 nov. 2007.

CHONGHUO, T. *Tratado de Medicina Chinesa*. São Paulo: Roca, 1993.

CHOPRA, D. *Corpo sem idade, mente sem fronteira*. A alternativa quântica para o envelhecimento. Rio de Janeiro: Rocco, 1999.

CÍCERO, M. T. *Saber envelhecer*. Tradução de Paulo Neves. Porto Alegre: L & PM, 1999.

COBOS, R.; VAS, J. *Manual de Acupuntura y Moxibustión*. Beijing: Morning Glory, 2000.

DAL MAS, W. D. *Auriculoterapia*: Auriculomedicina na Doutrina Brasileira. São Paulo: Roca, 2004.

DALLANORA, L. J. et al. Avaliação do uso da acupuntura no tratamento de pacientes com bruxismo. *RGO*, n. 52, v. 5, 2004, p. 333-9.

Dantas, C. S. G; Barbosa, R. N. S; Casimiro, J. J. Analgesia natural Através de uma nova técnica alternativa. *Internat. J. Dent.*, n. 4, v. 3, 2005, p. 80-124. Disponível em: <http://www.ufpe.br/ijd/resumos.doc>. Acesso em: 03 jul. 2007.

Dickinson, C. M.; Fiske, J. A review of gagging problems in dentistry: aetiology and classification. *SADJ*, n. 61, v. 5, 2006, p. 206, 208-10.

Dyrehag, L. E. et al. Effects of repeated sensory stimulation sessions (electro-acupuncture) on skin temperature in chronic pain patients. *Scand. J. Rehabil. Med.*, n. 29, 1997, p. 243-50.

Ebbinghaus, H, *Memory*: a contribution to experimental psychology. New York: Teaches College/Columbia University, 1956.

Ehrlich, D. Influence of acupuncture on physical efficiency. *Int. J. Sports Med.*, n. 54, v. 3, p. 734, 1993.

Ehrlich, D. Influence of acupuncture on physical performance capacity and haemodynamic parameters. *Int. J. Sports Med.*, n. 13, v. 6, p. 486-91, 1992.

Farid, J. População idosa do Brasil é de 21 milhões de pessoas, diz IBGE. *O Estado de S. Paulo*, São Paulo, 09 out. 2009. Disponível em: <http://www.estadao.com.br/noticias/economia,populacao-idosa-do-brasil-e-de-21-milhoes-de-pessoas-diz-ibge,448382,0.htm>. Acesso em: 27 abr. 2012.

Ferreiro, E. *Alfabetização em Processo*. 2. ed., São Paulo: Cortez, 1986.

Filshie, J.; Cummings, M. Efeitos adversos da Acupuntura. In: Ernst E.; White A. *Acupuntura*: Uma avaliação científica. São Paulo: Manole, 2001.

Fleck, S. J.; Kraemer, W. J. *Designing Resistance Training Programs*. Champaign: Human Kinetics, 1997.

LARANJEIRA, R. et al. (Coord.). *Usuários de Substâncias Psicoativas*: Abordagem, Diagnóstico e Tratamento. 2. ed. São Paulo: Conselho Regional de Medicina do Estado de São Paulo/ Associação Médica Brasileira, 2003.

FREITAS, E. V. et al. (Org.). *Tratado de Geriatria e Gerontologia*. Guanabara Koogan, Rio de Janeiro: 2002.

GARCIA, E. G. *Auriculoterapia*. São Paulo: Roca,1999.

GERNET, J. *O Mundo Chinês*. Rio de Janeiro: Cosmo, 1975.

GOMES, F. A. A. Histórico de geriatria e gerontologia. In: SOCIEDADE BRASILEIRA DE GERIATRIA E GERONTOLOGIA. *Caminhos do envelhecer*. Rio de Janeiro: Revinter, 1994, p. 1-5.

GONZALES, E. G. *Auriculoterapia*: Escola Huang Li Chun. São Paulo: Roca, 1999.

GRUNSPUN, H. *Distúrbios Neuróticos da Criança*: Psicopatologia e Psicodinâmica. 5. ed., São Paulo: Atheneu, 2003.

HADDAD, E. G. M. *O direito à velhice*: os aposentados e a previdência social. São Paulo: Cortez, 1993.

HE, Y. H.; ZANG, B. N. *Teoria Básica da Medicina Tradicional Chinesa*. São Paulo: Atheneu, 1999.

JAYASURIYA, A. *As bases científicas da Acupuntura*. Rio de Janeiro: Sohaku-in, 1995.

JOHANSSON, A. et al. *Acupuncture in treatment of facial muscular pain*. Acta Odontol. Scand., n. 49, 1991, p. 153-8.

JUN, Z.; JING, Z. *Localización de los puntos acupunturales*. Beijing: Ediciones en Lenguas Extranjeras, 1984.

Karst, M. et al. Auricular acupuncture for dental anxiety: a randomized controlled trial. *Anesth. Analg.*, n. 104, v. 2, 2007, p. 295-300.

Kelly, W. A. *Psicologia Educacional*. 5. ed, Rio de Janeiro: AGIR, 1969.

Kurebayashi, L. F. S. *Acupuntura na saúde pública*: uma realidade histórica e atual para enfermeiros. 2007. Dissertação (Mestrado em Enfermagem) – Escola de Enfermagem, Universidade de São Paulo, São Paulo, 2007. Disponível em: <www.teses.usp.br/teses/disponiveis/7/7131/tde-20122007-095502/pt-br.php>. Acesso em: 17 abr. 2012.

Lao, L. et al. Efficacy of chinese acupuncture on postoperative oral surgery pain. *Oral. Surg. Oral. Med. Oral. Pathol. Oral. Radiol. Endod.*, n. 79, 1995, p. 423-28.

Lao-Tzy, T. K. *O livro do sentido da vida*. Tradução de Margit Marticia. São Paulo: Pensamento, 1999.

Lee, E. W. *Aurículo Acupuntura*. 3. ed., São Paulo: Groud, 1989.

_____. *Aurículo Acupuntura*. 5. ed., São Paulo: Ícone, 2005.

Legislação de Enfermagem. Disponível em: <www.corensp.org.br> e <www.portalcofen.org.br>. Acesso em: 09 abr. 2012.

Leme, L. E. G. A gerontologia e o problema do envelhecimento: visão histórica. In: Netto, P. *Gerontologia*. São Paulo: Atheneu, 1997, p. 13-25.

Lewis, H. R.; Lewis, M. E. *Fenômenos Psicossomáticos*: até que ponto as emoções podem afetar a saúde. Rio de Janeiro: José Olympio, 1984.

Lian, L. Y. et al. *Pictorial Atlas of Acupuncture an Illustrated Manual of Acupuncture Points*. Hagen: Könemann, 2005.

Liao, S. J. Acupuncture treatment for herpes simplex infections. A clinical case report. *Acupunct. Electro-Therap. Res. Int. J.,* n. 16, 1991, p. 135-42.

Lin, J. G. Effect of acupuncture on cardiopulmonary function. *Chinese Med. J.,* n. 109, v. 6, p. 482-5, 1996.

Lipszyc, M. *Manual de Auriculoterapia*. Argentina: Kier Editorial, 2004.

Longo, A. et al. Varieabilidade da Frequência Cardíaca. *Rev. Port. Card.*, v. 14, n. 3. p. 241-62, 1995.

Lu, C. H. *Alimentos Chineses para Longevidade*: A Arte da Longa Vida. São Paulo: Roca, 1997.

Maciocia, G. *A Prática da Medicina Chinesa*: Tratamento de Doenças com Acupuntura e Ervas Chinesas. São Paulo: Roca, 1996.

Maciocia, G. *Diagnóstico da Medicina Chinesa*. São Paulo: Roca, 2005.

_____. *Os fundamentos da Medicina Chinesa*: Um texto Abrangente para Acupunturistas e fitoterapeutas. São Paulo: Roca, 1996.

Maike, S. R. L.; Santos, E. *Fundamentos Essenciais da Acupuntura Chinesa*. Escola de Medicina Tradicional Chinesa de Beijing, São Paulo: Ícone, 1995.

Martínez, P. F.; Arnau, I. S.; Aquino, M. B. N. *Eficacia de la acupuntura en el dolor lumbar y en el dolor agudo en diferentes situaciones*. Sevilla: Agencia de Evaluación de Tecnologías Sanitarias de Andalucía, 2007.

Mcardle, W.; Katch, V. L.; Katch, F. I. *Fisiologia do Exercício*: Energia, Nutrição e Desempenho Humano. Rio de Janeiro: Guanabara Koogan, 2008.

Ming, W. *Ling-Shu*: Base da Acupuntura Tradicional Chinesa. São Paulo: Andrei, 1995.

Morganstein, W. Acupuncture in the treatment of xerostomia: clinical report. *Gen. Dent.* n. 53, v. 3, 2005, p. 223-6.

Nakano, M. A. Y.; Yamamura, Y. *Acupuntura em Dermatologia e Medicina Estética.* Porto Alegre: LMP, 2005.

Nogueira, R. P. Política de Recursos Humanos em Saúde e a Inserção de Trabalhadores de Nível Técnico: Uma Abordagem de Necessidades. In: Castro, J. L. (Org.). *PROFAE – Educação Profissional em Saúde e Cidadania.* Brasília: Ministério da Saúde, 2002, p. 33-43.

Ogal, H. P.; Stör, W. (Coord.). *Atlas Gráfico de Acupuntura*: Um manual ilustrado dos pontos de acupuntura. Birkenstraße: H. F. Ullmann, 2005.

Pavlov, J. P. *Lectures on Conditioned Reflexes.* New York: Internat, 1928.

Piaget, J. Motricité, Perception et Intelligence. *Enfance,* v. 9, n. 2, 1956.

Pinto, S. R.; Ramos, R. Pericondrite do pavilhão auricular em consequência de acupuntura. *Rev. Bras. Otorrinolaringol.*, n. 63, v. 3, 1997, p. 589-92.

Platão. *A república.* livro VII. Trad. Elza Moreira Marcelina. Brasília: UnB, 1995.

Pyca, G. et al. Muscle strength and fiber adaptations to a year-long resistance training program in elderly men and women. *J. Gerontol,* n. 49, v. 1, p. 22-7, 1994.

Rampes, H.; Peuker, E. Efeitos adversos da Acupuntura. In: Ernst E; White A. *Acupuntura.* Uma avaliação científica. São Paulo: Manole, 2001.

Rede Interagencial de Informações para Saúde. *Informe de situação e tendências*: demografia e saúde. Brasília: Organização Pan-americana de Saúde, 2009.

Requena, Y. *Acupuntura e Psicologia*. São Paulo: Andrei, 1990.

RIBEIRO, D. *O Processo Civilizatório, Etapas da Evolução Sociocultural*. Rio de Janeiro: Civilização Brasileira, 1975.

ROGERS, A. M. Serious complications of acupuncture: or acupuncture abuses? *Am. J. Acupunct.*, n. 9, 1981, p. 347-51.

RONAN, C. *A História Ilustrada da Ciência da Universidade de Cambridge*. v. 2, Oriente, Roma, Idade Média. Rio de Janeiro: Zahar, 1987.

ROSS, J. *Combinação dos pontos de acupuntura*: a chave para o êxito clínico. São Paulo: Roca, 2003.

_____. *Sistema de Órgãos e Vísceras da Medicina Tradicional Chinesa*. 2. ed., São Paulo: Roca, 1994.

ROSTED, P. Practical recommendations for the use of acupuncture in the treatment of temporomandibular disorders based on the outcome of published controlled studies. *Oral Dis.*, n. 7, 2001, p. 109-15.

ROSTED, P.; BUNDGAARD, M. Can Acupuncture Reduce the Induction Time of a Local Anaesthetic? A Pilot Study. *Acupunct. Med.*, n. 21, v. 3, 2003, p. 92-9.

ROSTED, P. et al. The use of acupuncture in controlling the gag reflex in patients requiring an upper alginate impression: an audit. *Br. Dent. J.*, n. 201, 2006, p. 721-25.

SALE, D. G. Neural adaptation to resistance training. *Med. Sci. Sports Exerc.*, n. 20, v. 5, p. 135-45, 1988.

SALTIN, B.; GOLLNICK, P. D. Skeletal muscle adaptability: significance for metabolism and performance. In: PEACHEY, L. D.; ADRIAN, R. H.; GLEIGER, S. R. (Ed.). *Handbook of Physiology*: Skeletal Muscle. p. 555-631, Philadelphia: Lippincott Williams & Wilkins, 1983.

Santarém, J. M. *Atualização em Exercícios Resistidos*: Conceituações e Situação Atual. São Paulo, nov. 1998. Disponível em: <http://www.saudetotal.com.br/artigos/atividadefisica/conceituacao.asp>. Acesso em: 17 abr. 2012.

_____. *Atualização em Exercícios Resistidos*: Ativação das Fibras Musculares. São Paulo, nov. 1998. Disponível em: <http://www.saudetotal.com.br/artigos/atividadefisica/fibrasmusculares.asp>. Acesso em: 17 abr. 2012.

Scilipoti, D. *Moxabustão*: Aplicação da Moxabustão em terapia médica. São Paulo: Ícone, 1996.

Sebold, L. F. A relação entre a enfermagem e a acupuntura na obesidade. In: Reunião Anual da SBPC, 2006. *Anais*... Florianópolis: SBPC, 2006. Disponível em: <http://www.sbpcnet.org.br/livro/58ra/SENIOR/RESUMOS/resumo_812.html>. Acesso em: 17 abr. 2012.

Shin, B. C. et al. Effectiveness of combining manual theraphy and acupuncture on temporomandibular joint dysfunction: A retrospective study. *Am. J. Chinese Med.*, n. 35, v. 2, p. 203-8.

Sobral, A. C. S. et al. *Acupuntura e dry needle no controle das dores orofaciais*. Disponível em: <http://www.oclusao.com.br/monitores/acupuntura.pdf. Brasil, novembro>. Acesso: 12 jun. 2009.

Sousa, M. P. *Tratado de auriculoterapia*. Brasília: Instituto Yang, 1997.

Temple, R. K. G. A inventividade Chinesa. In: Unesco. *O Gênio Científico da China*. Rio de Janeiro: Unesco/Fundação Getúlio Vargas, 1988.

Thorndike, E. L. *Selected writing from a connectionist's psychology*. New York: Appleton, 1949.

Veras, R. *Terceira Idade*: gestão contemporânea em saúde. Rio de Janeiro: Relume-Dumará/UnATI, 2002.

Vianna, R. S. et al. Acupuntura e sua aplicação na Odontologia. *UFES Rev. Odontol.*, n. 10, v. 4, 2008, p. 48-52.

WANG, S. M.; PELOQUIN, C.; KAIN, Z. N. The use of auricular acupuncture to reduce preoperative anxiety. *Anesth. Analg.*, n. 93, 2001, p. 1178-80.

WEIKANG, F. *Acupuntura y moxibustion*: bosquejo histórico. Beijing: Ediciones em Lenguas Extranjeras, 1983.

WEN, H. T. N. C. S. *O Livro de Acupuntura do Imperador Amarelo*. Tradução dos 34 Capítulos, São Paulo: Terceiro Milênio, 1989.

WEN, T. S. *Acupuntura Clássica Chinesa*. São Paulo: Cultrix, 1995.

WHITE, A.; ERNST, E. *Acupuntura*: Uma avaliação científica. São Paulo: Manole, 2001.

WHO – WORLD HEALTH ORGANIZATION – Regional Office for Europe. *Social determinants of health*: the solid facts. Disponível em: <http://www.euro.who.int/DOCUMENT/E81384.PDF>. Acesso em: 12 jun. 2009.

WHO – WORLD HEALTH ORGANIZATION. *Acupuncture*: review and analysis of reports on controlled clinical trials. Suíça: World Health Organization (WHO), 2002.

WU, Y. T.; LIU, L. A. Advances of clinical studies on acupuncture and moxibustion for treatment of periodontitis. *Zhongguo Zhen Jiu*, n. 27, v. 8, p. 620-2, ago. 2007.

YAMAMURA, Y. *Acupuntura Tradicional*: A Arte de Inserir. São Paulo: Roca, 1998.

_____. Bases neurofisiológicas da acupuntura. *Rev. Ass. Med.* Brasil. São Paulo: n. 41, v. 4, p. 305-10, 1995.

YE, C. *Tratamiento de Las Enfermedades Mentales Por Acupuntura y Moxibustión*. Beijing: Ediciones en Lenguas Extranjeras, 2004.

Sobre o Livro
Formato: 17 x 24 cm
Mancha: 12,1 x 19,8 cm
Papel: Couché 115g
nº páginas: 352
1ª edição: 2012

Equipe de Realização
Assistência editorial
Cyntia Vasconcellos

Assessoria editorial
Maria Apparecida F. M. Bussolotti

Edição de texto
Fernanda Oliveira (Preparação do original e copidesque)
Roberta H. S. Villar e Patrícia Murari (Revisão)

Editoração eletrônica
Renata Tavares (Capa, projeto gráfico e diagramação)
Ricardo Howards (Ilustrações)

Fotografia
Fernando Paes e Eduardo Rossetto (Fotógrafos)
Maria Aparecida P. Silva (Modelo)

Impressão
Intergraf Indústria Gráfica Ltda.